# Necesidad de Temperatura

Coordinadora Editorial: *Alba Flores Reyes*

Editor: *Diego Molina Ruiz*

Copyright © 2017 Diego Molina Ruiz (Editor)

Edita: sapientiaEd diegomolinaruiz@gmail.com

Coordinadora Editorial: Alba Flores Reyes

Diseño de portada: Diego Molina Ruiz

Imagen de portada: María López Zapata

Título de la obra: Necesidad de Temperatura

Libro número 7

Serie: Notas sobre las 14 Necesidades de Virginia Henderson

Primera edición: 22/08/2017

Nº de páginas: 111

Autor: Juan Manuel Rodríguez Fuentes

Autora: Lorena González da Costa

All rights reserved / Todos los derechos reservados

ISBN-10: 1975891929
ISBN-13: 978-1975891923

Edición impresa en papel y ebook disponible en:
www.amazon.com y www.amazon.es

# TÍTULO DE LA OBRA:
# NECESIDAD DE TEMPERATURA
## LIBRO NÚMERO 7
### SERIE: NOTAS SOBRE LAS 14 NECESIDADES DE VIRGINIA HENDERSON

**AUTORÍA:**

*JUAN MANUEL RODRÍGUEZ FUENTES*
*LORENA GONZÁLEZ DA COSTA*

EDITOR: *Diego Molina Ruiz*

*Libro 7* NECESIDAD DE TEMPERATURA

## PRESENTACIÓN

El arte de cuidar remota desde tiempos inmemorables, con una constante evolución de la evidencia científica, nuevos descubrimientos, técnicas así como mejoras en los procedimientos actuales.

Estamos en un momento en el que la calidad de la salud es más que la propia vida, y el equilibrio entre la mente y cuerpo es aquel que hace que una persona alcance su máximo esplendor y satisfacción en la vida. La Independencia es sinónimo de salud.

El lector puede comprobar gratamente el más actual abordaje hasta el momento de manera concisa y completa de los procedimientos en cada una de las 14 necesidades de Virginia Henderson: respiración, alimentación, eliminación, movimiento, sueño y descanso, arreglo personal, temperatura, higiene, seguridad, comunicación, creencias, crecimiento personal, entretenimiento y aprendizaje. De esta manera ayuda tanto a los estudiantes como a los profesionales a subsanar los errores que podamos estar cometiendo actualmente o a completar carencias actuales que presentemos en nuestros cuidados basados siempre en la mejor evidencia disponible.

La referencia a los cuidados está presente en todo el recorrido de la colección. Hoy en día no sería posible el abordaje del cuidado del paciente como ser biopsicosocial sin reconocer el aporte cada miembro del equipo sanitario. Por ello esta colección aporta el enriquecimiento multidisciplinar y cooperación de las diferentes categorías profesionales sanitarias. En este aspecto, en la colección se contempla una amplia visión de las actuaciones centradas en el paciente y no tanto hacia la técnica.

Nuestra profesión avanza a pasos agigantados y nosotros, como no puede ser de otra manera, con ella.

En palabras de la propia Virginia Henderson "La enfermera es temporalmente la conciencia del inconsciente, el amor de vida para el suicida, la pierna del amputado, los ojos del recientemente ciego, el medio de locomoción para el infante, y una voz para aquéllos demasiado débiles para hablar".

*Alba Flores Reyes*
**Coordinadora Editorial**

EDITOR: *Diego Molina Ruiz*

*Libro 7* NECESIDAD DE TEMPERATURA

## DEDICATORIA

El presente libro en particular y la colección "Notas sobre las 14 Necesidades de Virginia Henderson" a la que pertenece, en general, van dedicados a todas las personas interesadas en alguna de las necesidades que aquí se tratan. Y en particular a las personas que cuidan, sean familiares, profesionales o amigos. Y también a todas las personas interesadas en conocer o practicar todo el saber que su lectura ofrece.

¡Salud y Ánimo!

*Diego Molina Ruiz*

EDITOR

# CONTENIDO

| | | |
|---|---|---|
| 1 | Introducción | 1 |
| 2 | Anatomofisiología | 3 |
| 3 | Contextualización | 19 |
| 4 | Diagnóstico | 21 |
| 5 | Prevención | 29 |
| 6 | Cuidados | 31 |
| 7 | Complicaciones | 45 |
| 8 | Resumen | 49 |
| 9 | Bibliografía | 51 |
| 10 | Anexos | 57 |

# AGRADECIMIENTOS

A todo el elenco de autores que han hecho posible la elaboración del presente libro y en su conjunto toda la colección que forman la serie denominada "Notas sobre las 14 Necesidades de Virginia Henderson". A su coordinadora editorial y a un equipo de profesionales que destacan por su incansable interés por indagar en éstas necesidades y la innovación basada en la evidencia. El conocimiento apoyado por la investigación y la experimentación de prácticas clínicas que conforman la experiencia del trabajo diario. Con la observación y recogida de las anotaciones necesarias para ser plasmadas y compartidas a través los textos incluidos en ésta obra.

# 1 INTRODUCCIÓN

A continuación vamos a mostraros el séptimo libro de la colección sobre las necesidades de Virginia Henderson. Este tomo va orientado a la séptima necesidad, la necesidad de temperatura o mantenimiento de la temperatura corporal. El libro está planteado para ser una herramienta en el día a día para los profesionales de enfermería en todo lo referente a esta necesidad específica.

Con esta guía pretendemos conseguir que se conozca el actual abordaje terapéutico de los problemas relacionados con la temperatura desde el inicio con su exploración y valoración, continuando con las técnicas de tratamiento físico y la continuación de las pautas farmacológicas prescritas. También pretendemos que sea una guía de fácil acceso para poder solventar dudas y que ayude a llevar a cabo las directrices más correctas del cuidado integral del paciente. De esta manera, aportamos un libro dinámico, breve, útil y actualizado que presenta los mejores cuidados a las alteraciones más frecuentes de la temperatura, ayudando a subsanar errores que podamos estar cometiendo actualmente o a completar carencias actuales que presentemos en nuestros cuidados.

Es importante diferenciar entre las actuaciones tanto en pediatría como en personas adultas, ya que el resultado no será el mismo ni las complicaciones pueden variar. Hablaremos tanto de los problemas por exceso de calor, ya sea medioambiental o producidos por el cuerpo, así como de los problemas de generación de calor o pérdida en exceso, comenzando siempre por su prevención y cuidados ya que son los puntos en los que más incidencia podemos tener y más desconocimientos o mitos pueden haber.

## 2 ANATOMOFISIOLOGÍA

El ser humano, como ocurre en el resto de mamíferos, es capaz de mantener la temperatura del cuerpo en unos rangos relativamente constantes a pesar de las variaciones en la temperatura del ambiente exterior. Este fenómeno recibe el nombre de homeotermia y tiene lugar gracias a unos sistemas de control donde el hipotálamo desempeña un papel esencial. Por ello, un organismo homeotermo tendrá garantizada su supervivencia porque no va a depender de la temperatura exterior para llevar a cabo todas sus funciones vitales.

La importancia de controlar este parámetro reside en que los órganos y las células funcionan de forma óptima dentro de unos límites de temperaturas estrechos. Por lo tanto, grandes fluctuaciones de temperatura pueden ocasionarles serios daños, que serán diferentes según estén producidos por altas o bajas temperatura. Por un lado, el calor superior a 45°C desnaturaliza las proteínas, perdiendo su estructura tridimensional y afectando o matando a la célula. Además, la rapidez de las reacciones enzimáticas también puede verse afectada gravemente, siendo ésta mayor si la temperatura se incrementa. Y por otro lado, el frío excesivo hace que el agua intracelular se congele y la concentración de solutos aumente notablemente. Como consecuencia, los cristales de hielo afectará a la membrana celular directamente y habrá una desnaturalización proteica al no tener agua.

Dada las grandes consecuencias que un mal funcionamiento fisiológico relacionado con la temperatura tiene sobre el organismo, es fundamental un exhaustivo control de la misma. En este punto, el profesional de enfermería adquiere un destacado rol sobre su determinación, ya que el valor obtenido le va a proporcionar una valiosa información sobre la efectividad de los mecanismos corporales y le ayudará a decidir qué medidas son las más apropiadas, dentro de sus competencias, para restaurar y aumentar el confort del paciente[1, 2, 3, 4, 5].

## 2.1. DEFINICIÓN.

La temperatura corporal se considera una constante vital, ya que su determinación es un indicador del estado de salud del paciente. Una alteración en sus valores señala un cambio en la función fisiológica y la necesidad de la actuación médica o enfermera.

Se define como la diferencia entre la cantidad de calor generada mediante diversos procesos que tiene lugar en el organismo y la cantidad de calor que se pierde al entorno externo. Si la tasa de producción calorífica excede a la pérdida de la misma, se acumula calor dentro del cuerpo y aumenta la temperatura. Si por el contrario, se pierde mucha más calor que la que se produce, provoca un descenso del calor y, por consiguiente, de la temperatura. Son numerosos los mecanismos que abarcan ambos procesos, por lo que se detallarán a continuación[2, 5, 6].

### 2.1.1. PRODUCCIÓN DE CALOR.

A todas aquellas reacciones bioquímicas que suceden en las células con el fin de proporcionar la energía necesaria para que un ser vivo mantenga sus funciones se le denomina metabolismo y el producto intermedio más importante que se deriva de éste es calor, siendo la principal fuente primaria de combustible los nutrientes contenidos en los alimentos ingeridos. Toda actividad que requieran reacciones químicas adicionales aumenta el ritmo metabólico, y por lo tanto, aumenta la generación de calor. En cambio, si el metabolismo disminuye, también lo hará la energía calórica que se desprende del mismo[5, 6, 7].

La tasa metabólica se encuentra incrementada y, por consiguiente, se produce y acumula más calor, durante el descanso, la actividad física, el efecto térmico de los alimentos, al tiritar y la termogénesis especial.

- Descanso. En este punto adquiere un papel fundamental el metabolismo basal (MB), considerándose como el requerimiento energético diario mínimo que se necesita para mantener a un individuo sano con vida, estando éste en reposo absoluto y siendo imprescindible para poder realizar los procesos más básicos, como por ejemplo respirar o mantener el funcionamiento de los órganos internos. Depende del sexo, la altura, el peso, la edad y de la composición corporal y como todos los individuos no presentan los mismos valores en estas variables, los gastos energéticos variarán de unos a otros.

El metabolismo basal será mayor cuanto más peso y talla tenga la persona, los hombres lo tienen más elevado que las mujeres al tener más cantidad de testosterona y en la parte de tejido magro (músculos y órganos) serán mayor que en la parte grasa.

Con respecto a la edad, el índice metabólico es mayor en la infancia y adolescencia y desciende con los años debido a que los niños, como están en una etapa de elevada actividad y crecimiento, están generando continuamente proteínas, grasas y otros tejidos necesarios para su correcto desarrollo.

Además de los citados factores, existen otros que pueden elevar el metabolismo basal:

- Hormonas tiroideas. Promueven la descomposición de la glucosa y grasa corporal, aumenta la síntesis de proteínas y la oxidación de las mitocondrias. Producen un aumento de calor lento pero duradero. Ante un hipertiroidismo, donde la cantidad de tiroxina supera los valores normales, el índice metabólico está 45% por encima de lo común y hasta un 100% en los casos más graves; y en un hipotiroidismo, está un 25% por debajo.

- Catecolaminas (adrenalina y noradrenalina). Provoca la degradación del glucógeno en glucosa y la activación de numerosos sistemas enzimáticos. Da lugar a una subida rápida y breve de calor. El feocromocitoma es un tumor benigno de la médula de las glándulas suprarrenales secretor de dichas hormonas y una característica clínica que nos presenta es el hipermetabolismo.

- Embarazo. Aporta al feto la energía necesaria para su crecimiento.

- Actividad física: La contracción del músculo estriado durante cualquier actividad es la principal fuente de calor metabólico. La producción de calor depende de la intensidad y duración con la que se haga el ejercicio y si la persona realiza la actividad regularmente o no. De esta manera, si el ejercicio es intenso y se trata de un atleta, se generará más energía que en una persona que realice un esfuerzo moderado de forma esporádica.

- Efecto térmico de los alimentos: Si la persona acaba de comer, el índice metabólico aumenta entre un 10% y un 20%. Dura varias horas y cambia según los componentes principales de los productos ingeridos. De esta manera, dicho efecto es mayor después de consumir proteínas y menor si se toman hidratos de carbono o lípidos, diferencia que está relacionada con su digestión, absorción y almacenamiento.

- Tiritar: Se trata de una respuesta involuntaria para producir calor ante diferencias de temperatura en el cuerpo y en el momento que las temperaturas se igualan, automáticamente se deja de tiritar. Este proceso requiere de mucha energía, por lo que en pacientes vulnerables hay un deterioro fisiológico mayor.

- Termogénesis especial: Tiene lugar principalmente en los neonatos, como son incapaces de tiritar debido a la inmadurez de sus sistemas y órganos, metabolizan la grasa parda que tienen desde el nacimiento. Es un tipo de tejido graso muy vascularizado, con una importante inervación simpática y se localiza fundamentalmente alrededor de vasos y músculos del cuello, entre el esófago y la tráquea, en la zona interescapular, axila, mediastino y rodeando a los riñones[3, 4, 5, 7, 8, 9].

### 2.1.2. PÉRDIDA DE CALOR.

Casi todo el calor producido en el organismo se genera en los órganos más profundos y mediante el movimiento del músculo esquelético durante el ejercicio, donde una vez obtenido, es transportado hacia la piel para ser eliminado al entorno. La velocidad con la que se pierde calor depende prácticamente de dos factores: de la rapidez con la que se transporta desde el lugar de producción hacia la piel, siendo el sistema circulatorio el encargado de ello; y de la rapidez con la que la cubierta lo cede al exterior, donde influye la temperatura ambiental y de los objetos cercanos.

La capa inferior de la piel está ricamente vascularizada, contiene un plexo venoso continuo que recibe de los capilares y pequeñas arterias cutáneas conectadas al plexo mediante anastomosis arteriovenosas *(Véase anexo 1)*[6]. El grado de perfusión cutánea influye en la velocidad con la sangre viaja hacia la piel y alcanza el plexo venoso, si hay una vasodilatación superficial el calor llega a él con una enorme eficiencia, en cambio, ante una vasoconstricción hay una baja conducción del mismo.

Una vez que el calor ha llegado a la cubierta más externa, se disipa de manera constante hacia la atmósfera mediante cuatro mecanismos:

- Radiación: Es la transferencia de calor a través de ondas electromagnéticas infrarrojas desde la piel hacia la superficie de otros objetos, sin estar en contacto directo con ellos. Aumenta a medida que también lo hace la diferencia de temperatura entre la persona y objeto.

Hasta el 85 % de la superficie corporal irradia calor al ambiente, y la posición del paciente contribuye en la cantidad que se emite. De esta manera, si un individuo se encuentra de pie tiene expuesta la mayor parte del su área superficial al entorno y por lo tanto, radiará más calor que un individuo que se encuentre tumbado en posición fetal.

- Conducción: Es la transferencia de calor de la piel a otro objeto, líquido o aire con el que se encuentra en contacto mutuo. Una característica básica de este fenómeno es que las moléculas se encuentran en continuo movimiento y en el momento que la persona toque algo que tenga una temperatura más fría que ella, sus partículas chocan y la piel emite calor, pero normalmente, lo que se pierde es una mínima cantidad que gira en torno al 3%. Esto ocurre, por ejemplo, cuando se aplica una bolsa hielo al paciente, en un baño de agua fría o en ambientes fríos.

- Convección: Es la transferencia de calor de la piel al medio que la rodea por los movimientos de aire. La energía calórica primero es conducida de la piel al entorno y luego es alejado del cuerpo por corrientes de aire de convección, hecho que se puede explicar porque el aire cuando es calentado tiende a subir y el aire frío tiende a bajar. De esta manera, el cuerpo siempre va estar rodeado de aire frío y va a emitir pequeñas y continuas cantidades de calor.

Este proceso se facilita y se aumenta ante la presencia de un ventilador en la estancia donde se encuentra la persona o si ella es la que está caminando y, si en ambos casos, la piel está húmeda más energía se transferirá.

- Evaporación: Transferencia de calor cuando el líquido pasa a un estado gaseoso. En el cuerpo humano se evapora calor a través del sudor y de la respiración, se pierden aproximadamente de 600 a 900 ml/h de agua al día. Durante el ejercicio muscular, donde se está produciendo grandes cantidades de calor y sudor, predomina este proceso hasta un 80%. Pero incluso aunque la persona no sude, existe una pérdida insensible y continua de energía calórica.

Ante una producción de sudor aumentada, el grado de evaporación depende de la humedad del entorno. Ante ambientes húmedos, este proceso disminuye y el individuo siente más calor al no perder el calor producido. En cambio, en ambientes secos ocurre todo lo contario.

Cabe decir, que la indumentaria reduce la pérdida de calor por conducción y convección al atrapar el aire próximo a la piel por debajo del tejido de la ropa, además de disminuir las corrientes de aire del entorno sobre la piel. Concretamente, influye la textura y espesor del atuendo, pero también es muy importante otro factor como el espesor del aire cálido atrapado, siendo las prendas oscuras las que absorben mucha más cantidad de calor que las claras.

La vestimenta que habitualmente se usa en nuestro país reduce hasta casi la mitad la pérdida calórica que un cuerpo desnudo tendría. Sin embargo, la eficacia de la ropa para conservar la temperatura corporal desaparecería por completo si ésta se humedeciera, ya que el agua presenta una alta conductividad y multiplicaría la tasa de transmisión del calor[4, 5, 6].

## 2.2. VALORES DE REFERENCIA.

El cuerpo se divide en dos compartimentos desde un punto de vista térmico, uno de ellos es el núcleo y, el otro, la periferia. Entre ambos hay un gradiente térmico, cuya magnitud depende de la tasa de transferencia de calor dentro del cuerpo, que se realiza por contacto directo entre los tejidos (conducción) o por el flujo sanguíneo (convección), pasando calor desde los lugares más calientes a los más fríos[3, 10].

### 2.2.1. TEMPERATURA CENTRAL.

Se incluye el sistema nervioso central y las vísceras toracoabdominales y mantiene una temperatura cálida homogénea. Debido a factores locales de velocidad metabólica, aporte sanguíneo y temperaturas de los tejidos contiguos, la temperatura del núcleo varía ligeramente de un lugar a otro, pero a pesar de esta pequeña variabilidad, presenta una temperatura similar a la sangre y por ello tienden a cambiar de manera conjunta.

Para que el organismo funcione correctamente es necesario que la temperatura central se mantenga entre 36,5 °C y 37,5 °C, cifras que son tomadas como valores de referencia. Cualquier aumento o descenso de dichas cifras es un signo de alarma y una señal de que algo dentro del organismo no funciona de forma adecuada[3, 6, 11].

### 2.2.2. TEMPERATURA PERIFÉRICA.

Compuesto por el resto de tejidos que no estén incluidos en el núcleo, abarcando hasta la cubierta más externa que es la piel. Su temperatura es heterogénea debido a influencia directa de factores ambientales como las corrientes de aire o la radiación térmica, el flujo sanguíneo cutáneo o la secreción de sudor.

Como la temperatura cutánea no es uniforme a lo de toda la superficie corporal, se puede calcular la media a partir de mediciones en distintos lugares de la piel, ponderando cada una de ellas en función de la superficie corporal que represente.

A través de la piel tiene lugar la mayor parte de intercambio de calor entre el cuerpo y el entorno, por lo tanto, su estructura y su grosor influyen en gran medida al control de la temperatura corporal. El tejido subcutáneo graso actúa como aislante térmico al poseer una baja conductividad, por consiguiente, las personas con más tejido graso van a conservar mejor el calor que aquellas delgadas y musculosas.

En cuanto al grosor de la piel, va a depender del ambiente y de la cantidad de calor que necesite conservar el organismo en un determinado momento. De esta manera, en ambientes cálidos la piel puede llegar a tener menos de 1 miltímetro de espesor y en ambientes fríos, alcanzar varios milímetros[3, 5, 10].

### 2.3. TERMORREGULACIÓN.

Los procesos de producción y pérdida de calor ocurren simultáneamente en condiciones normales y ciertos mecanismos originados en el cuerpo se encargan de controlar su correcto equilibrio, con el fin de mantener la temperatura corporal dentro de un rango específico, citado en el apartado anterior. De tal manera que cambios en la temperatura fuera de los límites aceptables indican un fallo en los mecanismos termorreguladores.

Hay que hacer un especial hincapié cuando se habla de sistemas de control. En este caso, la temperatura es la variable sobre la que éstos actúan para mantenerla dentro de un intervalo estrecho, denominándose variable regulada, mientras que la cantidad de controles para hacer esto posible, son las variables controladas.

Los seres humanos tenemos dos subsistemas termorreguladores, los mecanismos fisiológicos y los mecanismos conductuales. Los primeros, permiten un ajuste preciso de la temperatura corporal aunque eso se limita a temperaturas ambientales no muy extremas. Mientras que los segundos, no regula la temperatura corporal, pero sí permite que la persona pueda vivir en lugares con unos climas extremos. Además de lo citado, existe otra característica que los distingue, en el comportamiento termorregulador hay una serie de esfuerzos conscientes y directos con el objetivo de alcanzar la comodidad térmica.

Todo ello es posible gracias a mecanismos de retroalimentación que tienen su origen en los centros termorreguladores contenidos en el hipotálamo, localizado entre los dos hemisferios cerebrales, y para que actúen, es necesario que el hipotálamo reciba información sensorial sobre aumentos o disminuciones en exceso de la temperatura.

A dichos sensores se les denomina termorreceptores, están situados en distintos puntos del cuerpo y dependiendo de la zona en la que se sitúan y de la información que emitan, se clasifican en termorreceptores periféricos y termorreceptores centrales.

Los receptores periféricos se localizan en la piel y existen dos tipos, unos para el frío y otros para el calor ambiental, predominando con diferencia los criorreceptores. Por ello, los sensores superficiales se encargan, sobre todo, de detectar temperaturas frías o muy frías en vez de calientes.

Los receptores centrales se encuentran en la médula espinal, en las vísceras abdominales y también alrededor de las grandes venas situadas en la parte superior del tórax y abdomen, expuestos a temperaturas centrales. Al igual que los anteriores, detectan más el frío que el calor.

El hipotálamo es el encargado de integrar toda la información que recibe y posee áreas muy concretas con funciones específicas relacionadas con la temperatura. El área anterior controla la pérdida de calor y el área posterior, la producción de la misma.

Cuando los centros termorreguladores detectan cualquier aumento o descenso desproporcionado de temperatura pone en marcha una serie de procedimientos para corregirlos[2, 3, 5, 6].

### 2.3.1. TERMORREGULACIÓN FISIOLÓGICA.

Cuando las células nerviosas del hipotálamo anterior se calientan por encima de los valores normales, emite una serie de impulsos para provocar la pérdida de ese calor. Entre aquellos mecanismos subconscientes desencadenados para tal fin se encuentran:

- Producción de sudor.
- Vasodilatación de los vasos sanguíneos cutáneos.
- Inhibición de la generación de calor.

En cambio, si el hipotálamo posterior nota que la temperatura corporal es inferior a lo normal, se inician mecanismos para conservar el calor, como son:

- Vasoconstricción sanguínea cutánea.
- Piloerección.
- Producción de calor compensatorio, a través de la contracción de los músculos voluntarios y los temblores involuntarios (tiritar).

Un traumatismo o enfermedad del hipotálamo o de la médula espinal, que transmite los mensajes al hipotálamo, provoca graves alteraciones en el control de la temperatura[5].

### 2.3.2. TERMORREGULACIÓN CONDUCTUAL.

Una persona sana puede mantener su temperatura corporal dentro lo confortable cuando se exponen a temperaturas extremas, si controla los siguientes apartados:

- El grado de temperatura extrema.
- La capacidad para sentirse cómoda o incómoda.
- Los pensamientos y emociones.
- La movilidad y la capacidad para ponerse o quitarse ropa.

Así pues, ante sensaciones molestas de frío o calor, el individuo procede a la adaptación ambiental adecuada para restablecer el control, como por ejemplo, trasladarse a una habitación caliente, colocarse ropa que lo aísle del frío o acurrucarse en un ovillo[4, 5, 6].

### 2.4. FACTORES QUE AFECTAN A LA TEMPERATURA CORPORAL.

Hay que tener en cuenta la presencia de determinados factores que son fundamentales por influir de forma directa en la interpretación de resultados, variando los resultados y si no se interpreta correctamente, pueden dar lugar a errores[3, 6, 11].

- Edad: Los recién nacidos abandonan un entorno cálido y constante intrauterino para hacer frente a uno donde existen variaciones amplias de temperatura. Su sistema termorregulador es inmaduro y no son capaces de adaptarse correctamente, como consecuencia, la pérdida de calor supera la tasa de producción. Son muy susceptibles de perder calor debido a la elevada relación entre superficie corporal expuesta y peso, al poco aislamiento cutáneo que presentan y al escaso control vasomotor. Por ello, la enfermera debe proporcionar una ropa adecuada y no exponerlo a temperaturas extremas. Además, debe protegerse la cabeza con un gorro porque pierden hasta el 30% de su calor a través de ella. Cuando está bien protegido de las temperaturas del entorno, suelen tener entre 35,5 °C y 37,5 °C[5, 9].

En comparación con los valores de temperatura de un adulto, los bebés durante su primer año de vida presentan unos valores un poco superiores porque tienen un metabolismo más activo al estar en una etapa de crecimiento. Como su cuerpo aún está sin desarrollar no son capaces de eliminar todo el calor que producen y, por regla general, no alcanzarán una estabilidad térmica hasta la pubertad. Los niños de corta edad suele estar 0,5 °C por encima de las cifras del adulto, y en cuanto a los ancianos, 0,5 °C por debajo[4, 11, 12].

Los ancianos presentan una temperatura media de 36 °C y son especialmente sensibles a las temperaturas extremas al tener unos mecanismos de control deteriorados, concretamente tienen un mal control vasomotor (escasa respuesta vasodilatadora o vasoconstrictora), un tejido subcutáneo aislante reducido, poca actividad de las glándulas sudoríparas y una disminución del metabolismo[5].

Para conocer la relación de los valores de referencia de temperatura normales según el grupo de edad y la zona del cuerpo más utilizada en cada caso, *(Véase anexo 2)*[11].

- Ritmo circadiano: Aunque la temperatura es uno de los parámetros más estables del ser humano, se ve influido por el ciclo de sueño que tenga la persona. En individuos que duerman por la noche y estén despiertos durante el día, hay una fluctuación circadiana regular de unos 0,5 °C aproximadamente respecto a un valor basal de 37 °C, alcanzando su pico máximo por la noche, entre las 18:00 y las 22:00 horas, y su pico mínimo en la madrugada durante el sueño, entre las 2:00 y las 4:00 horas[4, 11, 12].

- Zona corporal en la que se realiza la toma: La diferencia de temperatura entre unas zonas y otras reside en la influencia en mayor o menor medida que el ambiente exterior tiene sobre el lugar donde colocamos el instrumento de medida, siendo más fiables las mediciones de la temperatura central.

Particularmente, las extremidades son más frías que el resto del organismo y el escroto está regulado a 32°C. Las temperaturas obtenidas en el recto representan la temperatura del núcleo y el ambiente tiene poca contribución en sus variaciones, siendo 0,3°C superiores que las de la cavidad oral y éstas, a su vez, son 0,4°C superiores a las medidas en la región axilar o inguinal.

La temperatura de la boca se puede modificar por varios factores, como el consumo de las bebidas calientes o frías, fumar, masticar chicles o la predominancia de respiración bucal. La aplicación de un enema y la fricción o humedad de la axila también modifican las temperaturas del recto y de la axila, respectivamente. Se debe esperar 15 minutos antes de la toma de la constante y ante la humedad, secar la zona mediantes toques[4, 11, 12].

- Ejercicio: La actividad muscular necesita un buen aporte sanguíneo y provoca la descomposición de los hidratos de carbono y grasas para la obtención de energía. Cualquier nivel de actividad física va a aumentar el metabolismo y, por consiguiente, la temperatura corporal.

- Estrés: Un estrés físico y emocional provoca una estimulación hormonal y neuronal que aumenta el metabolismo, generando más calor y elevando la temperatura del cuerpo.

- Nivel hormonal: En las mujeres existen fluctuaciones de temperatura adicionales debido a las cantidades de hormonas presentes tanto en la etapa fértil o en la menopausia.

Durante los ciclos menstruales, los niveles de progesterona se elevan y descienden cíclicamente y es la responsable de los cambios de temperaturas. En la etapa folicular, donde se están madurando los folículos, los niveles de progesterona son bajos y la temperatura corporal está unas décimas por debajo de las cifras basales. Sin embargo, en la segunda mitad del ciclo menstrual, que abarca desde el momento de la ovulación hasta la menstruación, hay un incremento térmico de entre 0,3 °C y 0,5°C. Estos cambios ayudan a predecir cuáles serán los días fértiles de una mujer para lograr un embarazo.

En cambio, cuando la menstruación cesa y la mujer entra en la menopausia, a menudo experimentan los denominados sofocos, que consisten en aumentos repentinos de calor corporal y sudoración con una duración variable de 30 segundos a 5 minutos, siendo una característica típica de esta etapa. Se deben a la inestabilidad del control vasomotor y causan elevaciones en la piel intermitentes de unos 4 °C[4, 5, 11, 12].

- Entorno: Cuando la persona está en una sala caliente puede ser incapaz de eliminar calor y aumentar así su temperatura corporal, mientras que está en un ambiente frío y no lleva abrigo, hay una pérdida considerable de energía calórica por la radiación y conducción. Los grupos de edad más susceptibles de sufrir grandes cambios debido a este factor son los lactantes y los ancianos, puesto que sus mecanismos termorreguladores son menos eficaces.

Además de todos los factores citados, existen otros que pueden estar presentes ocasionalmente e influir directamente en los valores de referencia, como por ejemplo, baños de agua fría o caliente, ciertos tratamientos farmacológicos, enfermedades o la ropa que lleve puesta en el momento de la medición[5, 11, 12].

## 2.5. MEDICIÓN.

La medición de la temperatura corporal tiene como finalidad prioritaria obtener una media representativa de la temperatura central de los tejidos del cuerpo. Obtener estas cifras, a menudo resulta difícil dada su inaccesibilidad a ciertas zonas, siendo más habitual en la clínica la medición de la temperatura periférica mediante técnicas menos invasivas. Este hecho no quita que el resultado obtenido de la medición de la temperatura superficial sea más fiable, sino al contrario.

La lectura se expresa en grados centígrados (°C) y en función del lugar donde se vaya a realizar la toma se utilizan distintas herramientas[5, 11].

### 2.5.1. TEMPERATURA CENTRAL.

Muestra la temperatura de los órganos internos y su medición se suele utilizar en Unidades de Cuidados Intensivos (UCI) donde se necesita el uso de dispositivos invasivos colocados en las cavidades corporales de forma continua, mostrando la temperatura en un monitor.

Las zonas donde se realizan la lectura de la temperatura central son la arteria pulmonar, el esófago, la vejiga urinaria, nasofaringe y membrana timpánica.

- Arteria pulmonar: Se obtiene mediante un catéter Swan-Ganz, que permite monitorizar la temperatura gracias a un termistor (transductor que registra los cambios térmicos) y que lleva incorporado, mostrando los resultados en un monitor. Su medida es la más exacta.

- Esófago distal: Se obtiene mediante una sonda o estetoscopio esofágico en el tercio distal del esófago. Se debe medir en este tercio ya que en los otros dos superiores, medial y proximal, están influidas por el efecto frío de la ventilación al estar más cerca de la tráquea.

Ésta técnica es un indicador fiable, pero solo debe efectuarse en pacientes intubados. Para llevarla a cabo, en primer lugar hay que medir la longitud de sonda a introducir, que será entre 38 y 42 cm desde la comisura labial en el caso de los adultos, para que la zona distal de la sonda donde está el sensor quede situada a la altura de las dos mamilas. Una vez que la hemos colocado en el lugar correcto, conectamos la sonda al monitor a través de un cable.

- Vejiga urinaria: Se obtiene mediante una sonda Foley con sensor térmico y está indicada únicamente en pacientes que deban portar una sonda vesical. Para realizar la técnica hay que colocar el catéter vesical según el procedimiento estéril habitual y después, conectar la sonda al monitor.

Una consideración a tener en cuenta es que la temperatura vesical se considera central si hay un elevado flujo de orina, pero si éste es bajo, se correlaciona con la temperatura rectal.

- Nasofaringe: Se obtiene mediante una sonda nasofaríngea o esofágica que se coloca detrás del paladar blando. Se debe introducir la sonda, lubricada previamente con la ayuda de una gasa, a través de uno de los orificios nasales del paciente hasta que su parte distal se sitúe en el lugar indicado y conectando el extremo proximal de la sonda a un monitor.

La medida de la temperatura nasofaríngea es un resultado muy fiable y se correlaciona con la temperatura del hipotálamo por su cercanía. Está desaconsejada en pacientes conscientes y existe el riego de producir una epistaxis al dañar la mucosa mientras introducimos la sonda.

- Membrana timpánica: Se obtiene mediante un termómetro de emisión infrarroja que se coloca en el tímpano. Es una opción muy útil y rápida en niños mayores de 6 meses, aunque hay que tener precaución para evitar daños en el conducto auditivo externo (CAE) y/o perforación timpánica.

Para realizar la temperatura timpánica, primero se debe inspeccionar el CAE, comprobar que está limpio, seco y libre de cerumen, ya que este interfiere en los resultados. A continuación, cubrir la punta del termómetro que contiene el sensor con una cubierta de plástico y tirar del pabellón auricular al mismo tiempo que se introduce en el CAE. En el caso de los adultos y niños mayores de 3 años, se debe tirar hacia atrás y arriba, mientras que en los lactantes o niños menores de 3 años, es hacia atrás y abajo. Apretar el botón de medición y cuando se escuche la señal acústica, retirar el dispositivo. La lectura de la temperatura se realiza en la pantalla digital del termómetro.

Evitar utilizar esta técnica en pacientes con infecciones agudas de oído, drenaje timpánico o tampones de cerumen muy voluminosos, además, está contraindicada en pacientes con fractura maxilofacial, fractura de base de cráneo y otorragia.

El resultado refleja la temperatura central al ser una zona cercana al hipotálamo y a la arteria carótida interna. El tímpano presenta el mismo flujo sanguíneo que el hipotálamo y dicha herramienta basa su medición en ello[11, 12].

### 2.5.2. TEMPERATURA PERIFÉRICA.

Para su medición se utiliza un termómetro clínico de máxima, que es un instrumento que indica la temperatura máxima, a diferencia de los termómetros de máximas y mínimas que reflejan las temperaturas máximas y mínimas a la que ha estado el dispositivo. Revelan la temperatura a nivel de extremidades, piel y mucosas, basándose en la presencia de una buena circulación sanguínea que conduce el calor de la sangre al dispositivo.

Para garantizar lecturas precisas de la temperatura periférica, se debe medir correctamente en cada zona y tener en cuenta que cambia según donde se mida.

Los termómetros realizan lecturas intermitentes y existen varios tipos:
- Termómetros digitales: Incorporan un microchip que actúa sobre un circuito electrónico sensible a los cambios de temperatura. Como ventajas, decir que son limpios e inocuos al medio ambiente, realizan una medición rápida y permiten una lectura directa.

Una vez elegida la zona, encender y colocar. Cuando ha realizado la lectura emite una señal acústica, que suele tardar unos minutos.

- Termómetros electrónicos: Consisten en una unidad con una pantalla alimentada con una batería recargable, un cable fino y una sonda tapada con una cubierta desechable a través de la cual se detecta la temperatura.

Permiten una lectura de la temperatura fácil de leer y la funda que presenta es ideal para niños porque es difícil de romper, pero son caros. Es imprescindible una buena limpieza del aparato después de cada paciente.

- Termómetros desechables: Son unas tiras finas de plástico de un solo uso que en su extremo tienen una serie de puntos impregnados en unas sustancias químicas y cambian de color a diferentes temperaturas, normalmente en menos de un minuto de la aplicación. Presentan una escala de 50 puntos, cada uno de ellos equivale a un aumento de temperatura de 0,1°C sobre un intervalo de 35,5°C a 40,4°C. están indicados en lactantes, niños pequeños y pacientes intubados.

Aunque se puede utilizar en las axilas y en el recto recubierto con una funda, con un tiempo de colocación de 3 minutos, su uso más habitual es en la boca.

- Termómetros de infrarrojo: Estos dispositivos están dotados de un sensor de infrarrojos que se coloca en la piel de la frente del paciente, por donde pasa la arteria temporal que lleva la sangre del corazón al cerebro. Ofrece una lectura rápida, pero las condiciones externas pueden afectar al resultado. Existe otra variedad de este termómetro y es utilizado en la medición de la temperatura timpánica.

- Termómetros de cristal líquido: Se trata de unas tiras adhesivas, flexibles y plásticas, están compuestas de cristales líquidos termocrómicos y se colocan en la superficie cutánea de la frente del paciente. Cambian de color en función de la temperatura a la que se expongan, mostrando el resultado en una escala analógica pasado un minuto. Es una técnica inocua, fácil y rápida, pero es imprecisa comparada con el resto de herramientas.

Hace bastantes años, el termómetro estándar para la medición de la temperatura era el de mercurio, pero hoy en día está en desuso por presentar un elevado riesgo de romperse y liberar su contenido, el cual es altamente tóxico para el medio ambiente y para la salud de las personas. En España, se prohíbe su fabricación desde julio de 2007.

Antes colocar el dispositivo y medir la temperatura, es necesario tener en cuenta en todos los casos una serie de indicaciones generales y otras específicas dependiendo de la zona corporal.

Entre las recomendaciones generales, están:
- Realizar la medición de la temperatura siempre en la misma zona.
- Utilizar siempre el mismo dispositivo.
- Tener en cuenta los factores que afectan a la temperatura.

Las zonas utilizadas son la cavidad oral, axila/ingle y recto. A continuación, se muestran las indicaciones a tener en cuenta en cada una de ellas.

- Temperatura oral: El termómetro se puede colocar en dos lugares dentro de la cavidad oral, en la mejilla (medición bucal) o bajo la lengua (medición sublingual), siendo preferible ésta última.

Las temperaturas oral y rectal aportan una idea más precisa de la temperatura real del organismo que la temperatura axilar, al estar el termómetro colocado dentro de una de sus cavidades.

Consideraciones específicas:
- Lavar con agua y jabón el bulbo del termómetro.
- Colocar el bulbo del termómetro debajo de la lengua y a un lado del frenillo, con el paciente en decúbito supino o fowler. A continuación, indicar que cierre la boca sin morderlo, respirar por la nariz y utilizar los labios para mantenerlo en su lugar. No puede fumar, hablar ni comer nada.
- Mantenerlo el tiempo necesario según indicaciones, pero para seguridad, esperar 3 minutos o hasta que emita una señal indicativa de que ha terminado de realizar la medida.
- Al terminar, desinfectar el termómetro con una gasa impregnada en alcohol.

Hay ciertos casos donde esta técnica no se puede llevar a cabo, son:
- Niños menores de 6 años.
- Pacientes con afecciones, patologías y cirugías bucales.
- Pacientes con dificultad para respirar por la nariz, incluyendo personas con sonda nasogástrica.
- Pacientes inconscientes, confusos, agitados o con convulsiones.
- Pacientes que están recibiendo oxígeno por una mascarilla.

- **Temperatura axilar/inguinal:** Es la elección más frecuente en el paciente adulto, por ser el método más seguro y cómodo, aunque el tiempo para la obtención del resultado es largo.

Consideraciones específicas:
- Descubrir el tórax o la región pélvica, según la zona que se haya elegido y comprobar que esté seca. Si se nota húmeda, secar mediante pequeños toques para que el resultado de la medición no se altere por la fricción.
- Colocar el bulbo del termómetro en el centro de la cavidad axilar o inguinal, en contacto total con la piel.
- Mantener cerrada la cavidad y no mover durante el tiempo oportuno para que la temperatura ambiental no

influya. Para ello, dependiendo de la zona elegida, indicar a la persona que presione el brazo en la parte lateral del tórax o mantenga las piernas cerradas. En niños o pacientes inconscientes, se debe sujetar el termómetro y cerrar la cavidad.
- Al terminar, desinfectar el termómetro con una gasa impregnada en alcohol.

Esta técnica se puede realizar en todos los pacientes, exceptuando aquellos que presenten problemas a nivel local en la zona elegida.

- Temperatura rectal: Es una técnica incómoda pero ofrece un valor muy fiable. Las consideraciones específicas son:
    - Colocar al paciente en decúbito prono o decúbito lateral con las piernas flexionadas.
    - Aplicar lubricante en el bulbo del termómetro.
    - Separar los glúteos del paciente, dejando el ano expuesto.
    - Pedir a los pacientes que puedan colaborar que realice una inspiración profunda, ya que relaja la musculatura del esfínter.
    - Introducir el termómetro unos 2 o 3 cm en el caso del adulto, lentamente y sin forzar.
    - Mantenerlo el tiempo necesario según indicaciones, pero para seguridad, esperar 3 minutos o hasta que emita una señal indicativa de que ha terminado de realizar la medida.
    - Al terminar, desinfectar el termómetro con una gasa impregnada en alcohol. Pero si existe materia orgánica visible, retirarla antes con una gasa humedecida con agua y jabón.

Está indicada en niños menores de 3 años y en los enfermos inconscientes o confusos; y está contraindicada en pacientes con diarreas, hemorroides, patología rectal o prostática reciente, pacientes con tracción o yeso en la pelvis o en las extremidades inferiores[5, 11, 12].

# 3 CONTEXTUALIZACIÓN

La temperatura corporal junto con el pulso, presión arterial, frecuencia respiratoria y saturación de oxígeno, constituyen una valiosa herramienta para conocer el estado basal en el que se encuentra el paciente. Debido a la gran información que aportan sobre el funcionamiento circulatorio, respiratorio, neuronal y endocrino, se les denomina constantes vitales.

Para un correcto cuidado integral de la persona, el profesional de enfermería pone en marcha el proceso de atención enfermero y utiliza el pensamiento crítico. Éste es definido por Alfaro como la habilidad para centrar el pensamiento en la obtención de los resultados necesarios, es un proceso controlado y con un fin claro, donde la enfermera debe tener una serie de características para centrarse en lo verdaderamente importante y llegar al objetivo deseado.

En cuanto al proceso enfermero, es una secuencia de pasos que proporciona una sistemática en la toma de decisiones clínicas para lograr desarrollar e implantar un plan de cuidados de enfermería individualizado a cada paciente. Es necesario un amplio conocimiento de la fisiología y mecanismos termorreguladores de la temperatura corporal para evaluar y valorar la respuesta del individuo a las distintas alteraciones de la misma y para poder actuar correctamente.

Consta de una serie de fases, la enfermera realizará una valoración con los datos obtenidos tanto objetivamente como subjetivamente, es decir, con los signos medidos con los distintos instrumentos destinados a tal fin y con los síntomas que refiera el paciente, respectivamente. Para hacer una correcta interpretación de la medición, se debe conocer todos aquellos factores que puedan alterarla y falsear los resultados. El siguiente paso será identificar los diagnósticos de enfermería convenientes, planificará y ejecutará las intervenciones adecuadas e independientes para aumentar o disminuir la pérdida de calor. Estas acciones que el profesional de enfermería pone en marcha, están basadas en la evidencia y se complementan con las terapias prescritas por el médico durante la enfermedad. Por último, evaluará el resultado para comprobar hasta qué punto se ha corregido el problema.

La enfermera es la encargada de realizar la medición de la citada constante vital, pero en determinados casos puede delegar esta tarea a auxiliares de enfermería, realizando las mediciones con la frecuencia indicada e informando de anomalías. Aunque haya una delegación de tareas, la enfermera siempre será el último responsable de su interpretación.

Otra de las funciones de enfermería es educar al individuo en salud, para que sea capaz de potenciar o modificar ciertos hábitos que tienen relación directa con la temperatura corporal. Y si por alguna razón, en un futuro hay una alteración de temperatura, sean capaces de conocer y prevenir los cambios anormales producidos en su cuerpo y en su comportamiento y actúen a tiempo para que el problema no crezca. Además de al individuo, se debe proporcionar educación a los miembros de la familia, a los padres de niños y a otros cuidadores[5, 13].

# 4 DIAGNÓSTICOS

Después de finalizar una valoración concienzuda del paciente, la enfermera agrupa las manifestaciones clínicas obtenidas del paciente para formular un diagnóstico enfermero con la ayuda de la Taxonomía II de la NANDA. El enunciado donde se formula consta de tres partes, utilizando el formato PES descrito por Marjory Gordon en 1976, siglas que se corresponden con el problema, etiología (equivalente a los factores relacionados o de riesgo) y signos y síntomas (que se corresponden con las características definitorias), respectivamente.

Los diagnósticos enfermeros, a diferencia de los diagnósticos médicos, describen una repuesta humana, están orientados hacia el individuo, puede variar a diario a medida que se modifican las reacciones humanas y suele hacer referencia a la percepción que la persona tiene sobre su estado de salud. Existen varios tipos, en concreto cuatro, los cuales se describirán a continuación.

- Diagnóstico real: Detalla las respuestas humanas antes problemas de salud que están ocurriendo en ese momento. El enunciado incluye el formato PES al completo.
- Diagnóstico de riesgo: Juicio clínico sobre las respuestas humanas a estados de salud que tienen una alta probabilidad de desarrollarse. Su enunciado incluye las siglas PE, correspondiéndose con la etiología los factores de riesgos que aumentan su vulnerabilidad.
- Diagnóstico de promoción de la salud: Describe las motivaciones y deseos que tiene una persona para aumentar su bienestar, estando dispuesta a modificar ciertas conductas específicas. Se utiliza el formato PS.
- Síndrome: Describen varios diagnósticos enfermeros que ocurren a

la misma vez y que, si se abordan juntos mediantes intervenciones parecidas, mejora en gran medida varios problemas. Utiliza el formato P.

Una vez que la enfermera ha enunciado el diagnóstico, hay que fijar unos objetivos realistas e individualizados juntos con los resultados relevantes que se pretende obtener, marcando una serie de indicadores incluidos en la Clasificación de Resultados de Enfermería (NOC). Cuando los objetivos estén marcados, se selecciona las intervenciones y actividades de enfermería encaminadas a resolver la causa del problema de salud[5, 13].

Las alteraciones en la termorregulación da lugar a una serie de diagnósticos, que se van a detallar junto con los objetivos e intervenciones específicas.

- Hipertermia: Temperatura corporal central superior al rango normal diurno a causa del fallo de la termorregulación.

Características definitorias:
- Apnea.
- Coma.
- Convulsiones.
- El lactante no mantiene la succión.
- Estupor.
- Hipotensión.
- Irritabilidad.
- Letargia.
- Piel caliente al tacto.
- Piel ruborizada.
- Postura anormal.
- Taquicardia.
- Taquipnea.
- Vasodilatación.

Factores relacionados:
- Actividad vigorosa.
- Agentes farmacológicos.
- Aumento de la tasa metabólica.
- Deshidratación.
- Disminución de la respuesta sudorativa.
- Enfermedad.
- Isquemia.
- Sepsis.
- Temperatura ambiental elevada.
- Traumatismos.

- Vestimenta inapropiada[14].

Para conocer las interrelaciones con la Clasificación de Resultados de Enfermería (NOC) y la Clasificación de Intervenciones de Enfermería (NIC) para este diagnóstico enfermero, así como el plan de cuidados ante la fiebre y el plan de actuación ante un síndrome febril infantil, *(Véase anexo 3)*[15], *(Véase anexo 4)*[16], *(Véase anexo 5)*[17].

- Hipotermia: Temperatura central corporal inferior al rango normal diurno a causa de un fallo en la termorregulación.

Características definitorias en el adulto:
- Aumento de la tasa metabólica.
- Aumento del consumo de oxígeno.
- Bradicardia.
- Cianosis de los lechos ungueales.
- Cianosis distal.
- Disminución de la ventilación.
- Disminución del nivel de glucosa en sangre.
- Escalofríos.
- Hipertensión.
- Hipoglucemia.
- Hipoxia.
- Piel fría al tacto.
- Piloerección.
- Relleno capilar lento.
- Taquicardia.
- Vasoconstricción periférica.

Características definitorias en el neonato:
- Hipotermia grado I, temperatura central 36 - 36,5°C.
- Hipotermia grado II, temperatura central 35 - 35,9°C.
- Hipotermia grado III, temperatura central 34 - 34,9 °C.
- Hipotermia grado IV, temperatura central <34°C.
- Acidosis metabólica.
- Distrés respiratorio.
- Ictericia.
- Irritabilidad.
- Lactante con insuficiente energía para mantener la succión.
- Lactante con insuficiente ganancia de peso (<30 g/l).
- Palidez.

Características definitorias en adultos y niños con baja temperatura accidental:

- Hipotermia leve, temperatura central 32 - 35 °C.
- Hipotermia moderada, temperatura central 30 - 32 °C.
- Hipotermia grave, temperatura central <30 °C.

Características definitorias en adultos y niños lesionados:
- Hipotermia, temperatura central <35 °C.
- Hipotermia grave, temperatura central <32 °C.

Factores relacionados en el adulto:
- Agentes farmacológicos.
- Conocimiento insuficiente del cuidador sobre la prevención de la hipotermia.
- Consumo de alcohol.
- Disminución de la tasa metabólica.
- Económicamente desfavorecidos.
- Edades o peso extremos.
- Inactividad.
- Lesión del hipotálamo.
- Malnutrición.
- Radioterapia.
- Reserva de grasa subcutánea insuficiente.
- Ropa de vestir insuficiente.
- Temperatura ambiental baja.
- Transferencia de calor (conducción convección, evaporación, radiación).
- Traumatismos.

Factores relacionados en el neonato:
- Aumento de la demanda de oxígeno.
- Aumento de la resistencia vascular pulmonar (RVP).
- Aumento de la superficie corporal en relación con el peso.
- Baño precoz del recién nacido.
- Capa córnea inmadura.
- Control vascular ineficaz.
- Parto extrahospitalario de alto riesgo o no planificado.
- Retraso en la lactancia materna.
- Termogénesis sin temblor ineficaz[14].

Para conocer las interrelaciones con la Clasificación de Resultados de Enfermería (NOC) y la Clasificación de Intervenciones de Enfermería (NIC) para este diagnóstico enfermero, así como las actuaciones y cuidados frente a una hipotermia, *(Véase anexo 6)*[15] y *(Véase anexo 7)*[18].

- Riesgo de hipotermia: Vulnerable a un fallo de la termorregulación que puede resultar en una nueva temperatura corporal central inferior al rango diurno normal y que puede comprometer la salud.

Factores de riesgo en el adulto:
- Agentes farmacológicos.
- Conocimiento insuficiente del cuidador sobre la prevención de la hipotermia.
- Consumo de alcohol.
- Disminución de la tasa metabólica.
- Económicamente desfavorecidos.
- Edades o peso extremos.
- Inactividad.
- Lesión del hipotálamo.
- Malnutrición.
- Radioterapia.
- Reserva de grasa subcutánea insuficiente.
- Ropa de vestir insuficiente.
- Temperatura ambiental baja.
- Transferencia de calor (conducción convección, evaporación, radiación).
- Traumatismos.

Factores de riesgo en el neonato:
- Hipotermia grado I, temperatura central cercana a 36,5°C
- Hipotermia grado II, temperatura central cercana a 36°C.
- Hipotermia grado III, temperatura central cercana a 35°C.
- Hipotermia grado IV, temperatura central cercana a 34°C.
- Aumento de la demanda de oxígeno.
- Aumento de la resistencia vascular pulmonar (RVP).
- Aumento de la superficie corporal en relación con el peso.
- Baño precoz del recién nacido.
- Capa córnea inmadura.
- Control vascular ineficaz.
- Parto extrahospitalario de alto riesgo o no planificado.
- Retraso en la lactancia materna.
- Termogénesis sin temblor ineficaz.

Factores de riesgo en adultos y niños con baja temperatura corporal accidental:

- Hipotermia leve, temperatura central cercana a 35 °C.
- Hipotermia moderada, temperatura central cercana a 32 °C.
- Hipotermia grave, temperatura central cercana a 30 °C.

Factores de riesgo en adultos y niños lesionados:
- Hipotermia, temperatura central cercana a 35 °C.
- Hipotermia grave, temperatura central cercana a 32 °C.

- **Riesgo de hipotermia perioperatoria:** Vulnerable a un descenso accidental de la temperatura corporal central por debajo de 36°C que puede ocurrir desde una hora antes hasta 24 horas después de la cirugía y puede comprometer la salud.

Factores de riesgo:
- Anestesia combinada, regional y general.
- Bajo peso corporal.
- Complicaciones cardiovasculares.
- Neuropatía diabética.
- Procedimiento quirúrgico.
- Puntuación >1 según la clasificación del estado físico de la American Society of Anesthesiologists (ASA).
- Temperatura ambiental baja.
- Temperatura perioperatoria baja (<36°C).
- Transferencia de calor, como por ejemplo, gran volumen de infusión fría o irrigación fría >20 litros.

- **Riesgo de desequilibrio de la temperatura corporal:** Vulnerable a sufrir un fallo en el mantenimiento de la temperatura corporal dentro de los límites normales, que puede comprometer la salud.

Factores de riesgo:
- Actividad vigorosa.
- Afectación que perjudica la regulación de la temperatura.
- Agentes farmacológicos.
- Alteración de la tasa metabólica.
- Aumento de la demanda de oxígeno.
- Aumento de la superficie corporal en relación al peso.
- Deshidratación.
- Disminución de la respuesta sudorativa.
- Edades o pesos extremos.
- Inactividad.
- Lesión cerebral aguda.

- Reserva de grasa subcutánea insuficiente.
- Ropa inadecuada para la temperatura ambiental.
- Sedación.
- Sepsis.
- Temperaturas ambientales extremas.
- Termogénesis sin temblor ineficaz.

Para conocer las interrelaciones con la Clasificación de Resultados de Enfermería (NOC) y la Clasificación de Intervenciones de Enfermería (NIC) para este diagnóstico enfermero, *(Véase anexo 8)*[15].

- **Termorregulación ineficaz:** Fluctuación de la temperatura entre la hipotermia y la hipertermia[14].

Características definitorias:
- Aumento de la frecuencia respiratoria.
- Aumento de la temperatura corporal por encima del rango normal.
- Cianosis de los lechos ungueales.
- Convulsión.
- Escalofríos leves.
- Fluctuación de la temperatura corporal por encima y por debajo del rango normal.
- Hipertensión.
- Palidez moderada.
- Piel caliente o fría al tacto.
- Piel ruborizada.
- Piloerección.
- Reducción de la temperatura corporal por debajo del rango normal.
- Relleno capilar lento.
- Taquicardia.

Factores relacionados:
- Edades extremas.
- Enfermedad.
- Fluctuación de la temperatura ambiental.
- Traumatismos.

Más adelante mostraremos las interrelaciones con la Clasificación de Resultados de Enfermería (NOC) y la Clasificación de Intervenciones de Enfermería (NIC) para este diagnóstico enfermero[15]. *(Véase anexo 9)*[15]

EDITOR: *Diego Molina Ruiz*

# 5 PREVENCIÓN

En este apartado vamos a tratar las medidas preventivas que debemos afrontar frente a posibles alteraciones en la temperatura corporal que podemos experimentar tanto nosotros como otras personas, si no las llevamos a cabo[19, 20].

Por su mayoría las enfermedades relacionadas con el calor pueden prevenirse o ser evitables, por lo tanto debemos de identificar los siguientes factores para no exponernos al riesgo de poder sufrirla nosotros o alguien cercano. Cuando hablamos de hipertermia decimos que es un trastorno en la regulación de la temperatura corporal que se caracteriza por la elevación de la temperatura central superior a 37'5°C, independientemente de factores etiológicos, ya sea por exceso en la producción de calor o por defecto en la pérdida de éste[19, 20].

Medidas preventivas para la hipertermia:

- Evitar la exposición prolongada al sol y el ejercicio físico en las horas centrales del día.
- Proteger del sol de forma correcta mediante cremas solares u objetos como gorras entre otros, ya que podemos sufrir quemaduras solares.
- Procurar mantener una buena hidratación a lo largo de todo el día. No es necesario esperar a tener sed para beber.
- Beber especialmente antes, durante y después de realizar actividades que requieran esfuerzo físico.
- Debemos disminuir la actividad física en la medida de lo posible, si la temperatura y la humedad son elevadas.
- Evitar la ingesta de bebidas alcohólicas.
- En verano, usar ropa ligera, de colores claros y holgados,

adecuados a la temperatura.
- No abrigar excesivamente a los niños durante la época de calor.
- Ventilación del lugar en el que nos encontremos[20, 21, 22, 23].

Tanto la fiebre como la hiperpirexia, son secundarias a una enfermedad como una reacción de defensa del cuerpo y son provocadas por el hipotálamo. En diferencia a la hipertermia, ésta es provocada por agentes externos que no depende de la regulación hipotalámica. Al no ser catalogadas como enfermedades sino como síntomas no podemos tomar medidas que puedan evitar su aparición, pero si afrontarlas con cuidados y tratamiento.

A continuación nombraremos algunos factores de riesgo que están relacionados con las patologías térmicas relacionadas con el golpe de calor:

Ser varón, personas ancianas polimedicadas, pacientes encamados, consumo excesivo de alcohol o drogas estimulantes, niños pequeños, personas con enfermedades de base (Enfermedad pulmonar obstructiva crónica, insuficiencia cardíaca entre otras) y algunos fármacos como diuréticos o anestésicos[19, 20].

Respecto a la alteración de la temperatura corporal por frío, debemos tener en cuenta que hablamos de hipotermia cuando nuestra temperatura corporal desciende de los 35°C, teniendo diferentes grados que son: leve (32-35°C), moderado (28-32°C) o grave (menos de 28°C), en función de la disminución de temperatura corporal[24, 25, 26].

Medidas preventivas hipotermia:

- Antes de realizar actividades que nos expongan a temperaturas bajas al aire libre debemos tomar líquidos y alimentos y no consumir alcohol ni fumar.
- Utilizar varias capas de ropa impermeables y rompevientos
- Cubrir la cabeza con bufandas y gorros que cubran las orejas para prevenir la pérdida de temperatura de la zona superior de la cabeza.
- Uso de mitones en vez de guantes y evitar usar algodón.
- Evitar el uso de ropas que tengan facilidad para humedecerse.
- Procurar reducir las exposiciones a ambientes fríos.
- Tras realizar una actividad en un área fría, no aplicar calor directo para calentarnos[24, 25, 27].

# 6 CUIDADOS

A continuación abordaremos tanto los cuidados frente a los diversos problemas de temperatura, así como de los problemas más frecuentes en la alteración de la misma. Antes que nada vamos a explicar cómo realizar una adecuada toma de temperatura y cuáles deberían ser sus valores normales tanto en adultos como en niños.

Como hemos visto anteriormente la toma de temperatura se puede realizar en diferentes zonas y en función de las características del paciente deberemos de seleccionar la más adecuada. También hay variaciones de temperatura dependiendo del sitio seleccionado. Y a continuación mostraremos rangos de normalidad de temperatura en función de la edad del paciente. Las siguientes tablas que mostraremos en anexos nos muestran los rangos de temperatura en el niño en función de la zona y la edad [28]. (*Véase anexo 10*)[28] (*Véase anexo 11*)[28]

2.1. TRASTORNOS DE TEMPERATURA.

Trastornos por incremento de temperatura:
- Fiebre: Es un padecimiento que se da de forma universal, por normal general con más prevalencia en la infancia y suele responder a una infección de origen vírico. En Atención Primaria (AP) es el motivo de consulta más frecuente, y en los servicios de urgencias pediátricos es la causa principal (25-30%), suponiendo además un elevado porcentaje de los diagnósticos al alta. La función de la fiebre es la elevación de la temperatura corporal para ayudar a la defensa inmunitaria de nuestro cuerpo frente a virus o bacterias que nos han causado una infección. Este mecanismo incrementa la creación de glóbulos blancos y anticuerpos, entre otros, para poder combatir esa infección, por lo tanto es un mecanismo de defensa corporal.

Hablamos de fiebre cuando el paciente sufre la elevación de la temperatura corporal, por encima de los niveles establecidos como normales. A pesar de que la temperatura corporal puede oscilar dependiendo de factores como la edad, hora, y otros factores externos que debemos tener en cuenta.

Normalmente, la temperatura corporal oscila de menor grado en menores de 6 meses, incrementando esta con la edad, pudiendo llegar a 2°C en niños de 6 años, pero cuando llegamos a edad adulta esa oscilación vuelve a descender.

Hablamos de fiebre cuando la temperatura corporal es superior a los 38°C en temperatura rectal o 37'5°C si hablamos de temperatura axilar[19, 20,28].

La fiebre puede ser un síntoma de etiología muy variada, a continuación repasaremos algunas de sus proveniencias:

Infecciones, vacunaciones, agentes biológicos, patología neoplásica maligna, efecto secundario a fármacos, enfermedades inflamatorias, enfermedades endocrinas, dentición en niños entre otras muchas causas.

Es importante conocer que la fiebre como tal no es contagiosa, por lo tanto no debemos temer que puedan contraerla personas cercanas al paciente, aunque si puede ser provocada por una enfermedad infecciosa que si cause contagio[20, 28, 29].

A continuación vamos a clasificar la fiebre en función de su evolución:
- Continua: Sufre variaciones diarias menores a 1°C, siendo la fluctuación de la temperatura muy baja. Suele aparecer en neumonía neumocócica pero no en infecciones intravasculares.
- Intermitente o en agujas: Este tipo de fiebre sufre grandes variaciones a lo largo del día. La temperatura corporal del paciente oscila entre fiebre y temperatura corporal normal o apirexia dentro de los rangos establecidos anteriormente. Tiene una etiología variada como tuberculosis miliar, drogas, y paludismo o malaria entre otras.

- Remitente: La fiebre se instaura en el paciente y va oscilando a lo largo del día reduciendo la temperatura de éste pero no llega a alcanzar una temperatura en rangos de normalidad. Suelen presentarlo los pacientes con enfermedades o estados febriles, superaciones o sinusitis.

- Recurrente: Esta fiebre lleva a cabo periodos de fiebre continua y otros de temperatura corporal normal o apirexia. Puede que la temperatura se vuelva normal durante un periodo de tiempo de uno o varios días entre los episodios de fiebre continua. Se puede presentar fiebre recurrente en enfermedades como la brucelosis e infecciones urinarias entre otras.

A continuación veremos algunas recomendaciones así como los cuidados para pacientes con fiebre tanto pediátricos como en adulto:

- Recomendaciones en fiebre pediátrica: En niños ya que no siempre y dependiendo de la edad podrán manifestar su malestar general o el incremento de temperatura corporal, podemos comprobarlo al realizar contacto directo con su piel y comprobar la diferencia de temperatura, aunque también pueden aparecer leve taquicardia, respiraciones rápidas, mejillas coloradas o cambios en su actividad normal o en el carácter. Independientemente de estas variaciones para cerciorarnos de ello con total seguridad deberemos de tomarles la temperatura con un termómetro. Algunos tipos diferentes de termómetros son los digitales, de oído por infrarrojos, de chupete o de mercurio. Dentro de los diferentes tipos de termómetros tenemos:

    o De primera elección serán los digitales ya que por su rapidez y fiabilidad son una herramienta idónea, además de no contener materiales contaminantes para el medio ambiente. Los lugares de elección para la toma de temperatura serán axilar y rectal, aunque también podremos usar la oral en niños mayores[28, 29, 30].

    o De segunda elección usaremos los termómetros tradicionales de mercurio, ya que tienen una gran fiabilidad, pero al ser muy agresivo para el medio ambiente cada vez se están usando menos.

    o De tercera elección tenemos los termómetros de oído, estos termómetros no tienen tanta fiabilidad como los anteriores ya que pueden dar lecturas falsas y sus resultados pueden estar alterados diversos casos, como una infección de oído[28, 29, 30, 31].

- Hiperpirexia.: Se denomina a la fiebre que supera los 41'5°C. Podemos encontrarnos esta elevación de la temperatura en pacientes que sufran infecciones graves, aunque su forma de presentación más habitual es observarla en pacientes con hemorragias del sistema nervioso central (SNC). También puede presentarse cuando el punto de ajuste de temperatura hipotalámica se eleva debido a traumatismos, hemorragias o tumores, teniendo esto repercusión a nivel funcional en el hipotálamo, también llamado fiebre hipotalámica[19, 20].

- Hipertermia: Es la elevación de la temperatura corporal no relacionada con la fiebre, ya que la fiebre es un mecanismo de defensa a nivel hipotalámico. La hipertermia es el incremento no controlado de la temperatura corporal que sobrepasa la capacidad del organismo para reducir la temperatura. La etiología de la hipertermia no está relacionada con infecciones como la de la fiebre. Debemos tener especial atención en niños pequeños y ancianos ya que suele cursar acompañada de deshidratación y son más sensibles a estos problemas de temperatura que el resto de la población.

    La hipertermia puede aparecer por dos vías principales: Exposición prolongada a calor exógeno o producción endógena. La producción de forma endógena de calor en exceso nos puede llevar a sufrir una hipertermia a pesar de los mecanismos fisiológicos para reducirla.

En lo referente a las fuentes de calor exógeno, como ya explicamos antes en prevención, son exposiciones prolongadas a altas temperaturas acompañadas de ropa inadecuada o en realización de actividades físicas son indicativos y precursores para sufrirla. En éste último caso hablamos del famoso golpe de calor, que ocurre en ambientes con temperatura y humedad elevadas sin necesidad de ir acompañadas estrictamente de una actividad física[19, 20, 29].

La hipertermia maligna afecta a personas que padecen anomalías hereditarias. Cursa con elevación de la temperatura corporal en cuestión de minutos, acompañada de rigidez, incremento del metabolismo muscular e inestabilidad cardiovascular entre otros síntomas[20, 29, 32].

Otra de las formas de presentación de la hipertermia es la hipertermia inducida por vía farmacológica, debido al incremento de consumo de drogas y a un continuado uso de psicofármacos.

Es muy importante la diferenciación de la fiebre y la hipertermia ya que ésta última afecta de forma más graves y tiene peor pronóstico a corto plazo frente a la fiebre por infección. El entorno en el que estaba el paciente puede ser uno de los puntos clave para poder diagnosticar a tiempo una hipertermia y poder diferenciarla de la fiebre. Es importante saber que en ésta patología los fármacos antipiréticos no reducen el incremento de la temperatura, ya que está provocada por factores que no controla nuestro organismo[19], [20], [29], [32].

- Hipotermia: Es el descenso involuntario de la temperatura corporal por debajo de los 35°C. Una vez rebasado este umbral de la temperatura los mecanismos fisiológicos de nuestro cuerpo comienzan a fallar la conservación y producción de calor. La desnutrición juega un factor importante en la hipotermia ya que la reducción del tejido adiposo, incrementa la pérdida de calor y dificulta la acción de los mecanismos fisiológicos del cuerpo para restablecerla dentro de los rangos normotermos[24, 25, 33].

Podemos diferenciar entre dos tipos de hipotermia: Hipotermia accidental primaria es la que ocurre cuando un paciente sano recibe una exposición prolongada en entornos fríos, mientras que la hipotermia secundaria es una complicación de una enfermedad.

La hipotermia accidental primaria puede producirse indiferentemente del lugar o de la estación del año en que nos encontremos, aunque es cierto que los meses con temperaturas más baja incrementan los casos[24, 25, 34].

Existen profesiones y deportes de riesgo en ambientes fríos, que al tener una exposición prolongada frente a estos factores, aumentan la incidencia de sufrir esta patología.

Las personas en edades extremas (ancianos y niños pequeños) tienen una vulnerabilidad especial a padecerla. Hay otros factores externos que se asocian a la edad avanzada como la pérdida en la protección térmica, la baja movilidad y el proceso de sufrir enfermedades adyacentes (psiquiátricas o neurodegenerativas entre otras), así como el nivel socioeconómico, que facilitan la aparición de la hipotermia.

Dentro de los factores externos en recién nacidos podemos encontrarnos la falta de respuestas conductuales adaptativas, escalofríos ineficaces o pérdida de calor incrementada por la relación superficie/masa que sufren.

La ingesta de ciertas sustancias o fármacos también contribuye a la pérdida de calor. El etanol presente en bebidas alcohólicas produce una vasodilatación y reduce la termogénesis provocando un riesgo para nuestro cuerpo en climas fríos. Algunos fármacos como las fenotiazinas (usados normalmente en trastornos esquizofrénicos), benzodiacepinas (sedantes), barbitúricos (sedantes), los antidepresivos y muchos más reducen la vasoconstricción regulada por los mecanismos del SNC.

Estudios nos revelan que hasta un 25% de los pacientes que ingresan en las unidades de cuidados intensivos (UCI) por sobredosis de drogas o consumo en exceso de ciertos fármacos presentan hipotermia.

Hay enfermedades y trastornos metabólicos que favorecen la aparición de hipotermia. El hipotiroidismo es uno de ellos, ya que al reducir el metabolismo y alterar la termogénesis predispone a los pacientes que la sufren a poder padecerla si su enfermedad base no está controlada. Los traumatismos que puedan afectar al hipotálamo pueden cursar también con hipotermia, ya que pueden alterar la función del centro termorregulador[24, 25, 34, 35]. A continuación mostraremos una tabla que nos muestra el nivel de hipotermia en función de la temperatura corporal que tengamos. (*Véase anexo 12*)[24]

### 2.2. CUIDADOS DE ENFERMERIA.

En este apartado procederemos a explicar los cuidados que debemos realizar para los diferentes trastornos de temperatura que podemos encontrarnos. Nuestros objetivos principales variarán en función de la patología que pueda presentar el paciente. Son los siguientes:
- Saber identificar la patología para una rápida actuación frente a ésta.
- Contribuir a la disminución/incremento de la temperatura corporal hasta los valores normotermos, así como prevenir complicaciones.
- Prestar unos cuidados de calidad y especializados frente a las diferentes patologías relacionadas con la termorregulación.
- Es importante saber aplicar la farmacoterapia prescrita si la tuviera, o aplicarla en los momentos adecuados[29, 30, 36].

- Cuidados de la fiebre: Antes de comenzar con los cuidados de la fiebre recordar que hablamos de fiebre como un mecanismo de defensa de nuestro cuerpo frente a una infección y que por norma general supera los 37'5-38°C en función de la zona en la que se tome la temperatura.

Debemos tener en cuenta que, antes de tratar la fiebre, debemos identificar su etiopatogenia ya que al ser muy variable los tratamientos y cuidados pueden variar. Dentro de los cuidados de enfermería debemos valorar:
- Valorar dispositivos intravasculares como catéteres, así como sondas y drenajes, tanto en pacientes hospitalizados como domiciliarios, para poder descartar un posible foco

de origen.
- Valorar las heridas y secreciones.
- Mantener un ambiente tranquilo, fresco y ventilado si las condiciones lo permiten.
- Mantener una correcta limpieza e hidratación de la piel, así como la humedad en las mucosas corporales.
- Valorar la administración de una dieta hipercalórica para cubrir el incremento en la demanda metabólica del organismo, siempre que no haya contraindicación.
- Prevenir deshidratación, incrementando la ingesta hídrica, siempre que no haya contraindicación.
- Toma de constantes vitales como temperatura, pulso, saturación y frecuencia cardíaca, en función del estado general del paciente, siendo ésta mínima cada 6-8 horas.
- Medición de temperatura una vez se hayan aplicados medidas para resolver este estado, hasta comprobar que son efectivas.
- Aplicación de antipiréticos bajo prescripción si no hay contraindicaciones.
- Aplicación de medios físicos para la reducción de la temperatura corporal[29, 30, 36].

- Cuidados de la hipotermia: Antes de comenzar los cuidados de la hipotermia recordar que la hipotermia es el descenso de la temperatura corporal por debajo de los límites establecidos como normales o normotermos. Por norma general podemos decir que sufrimos hipotermia cuando la temperatura baja de los 36° C, aunque podemos establecer diferentes grados de hipotermia en función de la variación de temperatura que podamos sufrir:

    - Hipotermia leve: de 36° a 35°C.
    - Hipotermia moderada: de 35° a 32°C.
    - Hipotermia grave: de 32° a 28°C.
    - Hipotermia muy grave: de 28° a 17°C[24, 34, 35, 37].

A continuación vamos a comenzar con los cuidados frente a la hipotermia:
- Calentar al paciente lentamente, nunca de forma brusca ya que podría traer peores repercusiones a la hora de posibles cuidados continuados en el tiempo, procurando que el calor usado este generado por su propio cuerpo.
- Debemos evitar el uso de técnicas que provoquen en el paciente un rápido calentamiento de forma externa como

secadores, mantas eléctricas, inmersión en agua caliente o calefactores a alta temperatura. Si provocamos esto, el propio cuerpo del paciente reaccionará fisiológicamente provocando una vasodilatación periférica, provocando que la sangre más fría se desvíe al corazón y podamos provocarle una bajada de temperatura de hasta 1'5° C, pudiendo desembocar en un paro cardíaco.
- Los pacientes sometidos a una hipotermia inducida artificialmente necesitarán unos cuidados específicos.
- También tenemos la aplicación de medios físicos para conseguir el recalentamiento del paciente, pero debemos hacerlo con cuidado ya que si se volviera a enfriar tanto este como algún miembro recalentado podría traer secuelas[24, 35, 36, 37].

- Cuidados de la hipertermia: Cuando hablamos de hipertermia nos referimos a la elevación de la temperatura corporal de una forma que nuestro cuerpo no responde de forma fisiológica, no relacionarlo con la fiebre ya que son dos mecanismos diferentes. A continuación veremos algunos de los cuidados frente a la hipertermia:

  - Avisar al médico cuanto antes, aunque existan pautas de actuación escritas en el tratamiento.
  - Asegurar una vía venosa permeable y una vía aérea, cuando sea necesario.
  - Monitorización constante de los signos vitales.
  - Realizar los mismos cuidados que en el caso de fiebre prestando especial atención a la aparición de complicaciones.
  - Frente a la hipertermia, no están indicados de primera opción antipiréticos, ya que el incremento de temperatura no es debido a factores internos y no podrán ayudar a bajar la temperatura[20, 29].

A continuación explicaremos la aplicación de medios físicos nombrados anteriormente tanto en paciente con fiebre como en paciente con hipotermia. Respecto a la hiperpirexia, no la hemos nombrado en este apartado ya que se considera una complicación de la fiebre o una elevación exacerbada por encima de los niveles normales de la fiebre y por ello no la trataremos aquí.

- Aplicación de medios físicos frente a la fiebre:

## Libro 7 NECESIDAD DE TEMPERATURA

- Definición: Conjunto de actividades que realiza la enfermera ante un paciente con fiebre causada por factores no ambientales.

- Objetivo: Aplicar medios físicos y administrar medicación para conseguir que la temperatura del paciente disminuya hasta su valor normal.

- Equipo: Termómetro clínico, palangana, batea, ropa de cama, bolsa de hielo.

- Material: Bebidas frías, compresas, hielo, medicación prescrita, registros de enfermería.

- Procedimiento: Primero deberemos realizar un correcto lavado de manos y proceder con la preparación el material. Una vez hayamos realizado estos pasos deberemos centrarnos en el paciente procurando preservar su intimidad, informar paciente, solicitar su colaboración y la de su familia si fuera posible. Una vez preparado el entorno y al paciente comprobaremos la temperatura del paciente y confirmaremos la fiebre. Destapar al paciente y cubrirlo con una sábana, mantener la ropa de la cama del paciente limpia y seca al igual que los apósitos, vendajes o pañales que pudiera llevar, monitorizar la temperatura del paciente, valorar la termorregulación del paciente y aplicar medios físicos: compresas frías (axilas, ingles, huecos poplíteos), baño con esponja o bolsa de hielo, mantener una adecuada ingesta de líquidos bajos en hidratos de carbono, administrar la medicación antipirética prescrita, controlar la temperatura, frecuencia cardiaca y respiratoria, tensión arterial, diuresis y nivel de conciencia. Si la frecuencia cardíaca, respiratoria y temperatura están alteradas deberemos avisar al servicio médico, recoger el material, realizar lavado de manos y registrar en la documentación de enfermería: el estado de la termorregulación, procedimientos realizados, fecha y hora, constantes, incidencias y respuesta del paciente.

- Observaciones: No aplicar los medios físicos directamente sobre la piel, poner ropa de cama entre éstos y el paciente. Las bolsas de hielo no administrarlas más de 30 minutos. En pacientes pediátricos la hipertermia puede producir convulsiones. Evitar también los descensos bruscos de temperatura pues produce el mismo efecto[20, 29, 36].

- Aplicación de medios físicos frente a la hipotermia:

- Definición: Conjunto de actividades que realiza la enfermera de calentamiento y vigilancia de un paciente cuya temperatura corporal central se encuentra por debajo de 35° C.

- Objetivo: Aplicar medios físicos y administrar medicación para conseguir que la temperatura del paciente aumente hasta su valor normal.

- Equipo: Termómetro clínico, manta, ropa de cama, bolsa de agua caliente, foco de calor.

- Material: Le proporcionaremos bebidas calientes para favorecer el calentamiento interno del paciente, compresas, medicación prescrita, y realizar los registros de enfermería.

- Procedimiento: Previo lavado de manos y preparación del material. Preservar la intimidad del paciente, informarle y solicitar la colaboración del paciente y familia si fuera posible.

Tras esto procederemos a la aplicación de los medios físicos. Retirar al paciente del frío y colocarlo en ambiente cálido. Si es necesario aumentar la temperatura ambiente. Mantener la ropa de la cama del paciente limpia y seca al igual que los apósitos, vendajes o pañales que pudiera llevar.

Al monitorizar la temperatura del paciente, así como sus constantes vitales son muy importantes en este proceso. Debemos valorar la presencia de síntomas asociados a la hipotermia como fatiga, debilidad, confusión, apatía, deterioro de la coordinación, escalofríos, cianosis, etc.

Valorar el nivel de conciencia y termorregulación del paciente. Determinar los factores que condujeron al episodio hipotérmico. Mantener una adecuada ingesta de líquidos para evitar deshidratación y, por lo tanto, pérdida de calor y proporcionar bebidas calientes que no contengan cafeína.

Administrar la medicación prescrita, que puede ser infundir líquidos intravenosos a una temperatura de 37-40° C.

Vigilar la piel y extremar las medidas de prevención de las úlceras por presión. Controlar la temperatura, frecuencia cardiaca, frecuencia respiratoria, tensión arterial y la diuresis con la frecuencia que valore la enfermera.

Tras realizar la técnica deberemos realizar el recuento del material utilizado y recoger el material. Realizar lavado de manos y registrar en la documentación de enfermería: estado de la termorregulación, procedimientos realizados, fecha y hora, constantes, incidencias y respuesta del paciente.

- Observaciones: Los medios físicos no aplicarlos directamente sobre la piel; poner ropa de cama entre éstos y el paciente. Vigilar tiempo de exposición a los medios físicos para evitar quemaduras[24, 36, 37].

- Cuidados de la fiebre en el hogar: Respecto a la fiebre en el hogar, es un problema que podemos presenciar cómo pacientes o como cuidadores. Deberemos tener en consideraciones algunas de las siguientes pautas y el saber diferenciarlas para aplicarlas correctamente según el estado, la gravedad y la edad de la persona afectada. A continuación nombraremos algunas consideraciones a tener en cuenta si un niño presentara fiebre: No deberemos de derivarlo o preocuparnos si el niño sigue interesado en jugar, está comiendo y realizando actividades sin problemas, está despierto y activo y tiene un color de piel normal. Deberemos tomar medidas para bajar la temperatura si presenta incomodidad, vómitos, percibimos deshidratación o tiene una alteración en el sueño. Es importante recalcar que nuestro objetivo es reducir la fiebre no eliminarla[20, 29, 30]. Cuando intentemos bajar la fiebre:

    - No deberemos envolver a alguien que presente escalofríos.
    - Quitar el exceso de ropa. El cuarto debe estar cómodo, no demasiado caluroso ni frío. Probar con una capa de ropa ligera y una manta liviana para dormir.
    - Un baño tibio o un baño de esponja pueden ayudar a refrescarle si presenta fiebre. La eficacia del baño aumenta tras realizar la administración de medicamentos, si no podría volver a subir la temperatura.
    - No realizar baños fríos, hielo ni fricciones con alcohol. Estos enfrían la piel, pero con frecuencia empeoran la situación causando estremecimiento.

Las siguientes pautas, son un ejemplo de la administración farmacológica que podemos llevar a cabo con el fin reducir la temperatura corporal:

- El paracetamol (Tylenol®) e ibuprofeno (Advil, Motrin®) ayudan a reducir la fiebre en niños y adultos.
- Tomar paracetamol cada 4 a 6 horas, podemos alternarlo con el ibuprofeno cada 6 a 8 horas. No está indicado en niños de 6 meses de edad o menos.
- El ácido acetilsalicílico (Aspirin ®) es muy eficaz para tratar la fiebre en los adultos. No usar en niños, salvo prescripción médica.

Respecto a la ingesta de alimentos y líquidos:
- Todas las personas, sobre todo los niños, deben realizar una abundante ingesta de líquidos.

A continuación veremos unas recomendaciones y advertencias para saber cuándo ponernos en contacto médico antes de las situaciones de incremento de temperatura en niños:
- Cuando tiene 3 meses de edad o menos y tiene una temperatura rectal de 38° C o superior.
- De 3 a 12 meses de edad y una fiebre de 39° C o superior.
- Cuando tiene 2 años o menos y tiene una fiebre que dura más de 24 a 48 horas.
- Es mayor y tiene una fiebre durante más de 48 a 72 horas.
- Con fiebre de 40'5° C o superior, a menos que baje rápidamente con tratamiento y la persona esté cómoda.
- Tiene otros síntomas que sugieren una enfermedad que posiblemente necesite tratamiento, como dolor de garganta, de oídos o tos.
- Ha tenido fiebres de manera intermitente hasta por una semana o más, aun cuando no sean muy altas.
- Tiene una enfermedad seria, como un problema cardíaco, diabetes o fibrosis quística.
- Recientemente le aplicaron una vacuna.
- Tiene un nuevo salpullido o hematomas.
- Tiene dolor con la micción.
- Tiene problema con el sistema inmunitario (debido a terapia crónica con esteroides, un trasplante de médula ósea o de órganos, extirpación del bazo, VIH o tratamiento para el cáncer).
- Ha viajado recientemente a otro país.
- Las convulsiones febriles sólo suelen producirse en un pequeño porcentaje de niñas y niños. Puede ocurrirles si tienen predisposición. La convulsión suele presentarse con el comienzo de la fiebre, sobre todo si la elevación de la

temperatura es muy rápida. En menores que hayan padecido previamente una convulsión febril, ésta puede repetirse cuando tengan fiebre de nuevo[24, 29, 30, 31, 38].

A continuación veremos unas recomendaciones y advertencias para saber cuándo ponernos en contacto médico ante las situaciones de incremento de temperatura en adultos:

- Fiebre de 40'5° C o superior, a menos que baje rápidamente con tratamiento y usted esté cómodo.
- Fiebre que se mantiene o continúa por encima de 39'4° C.
- Fiebre por más de 48 a 72 horas.
- Ha tenido fiebres intermitentes hasta por una semana o más, aun cuando no sean muy altas.
- Enfermedad como un problema cardíaco, diabetes, fibrosis quística, EPOC u otros problemas pulmonares crónicos.
- Nuevo salpullido o hematomas.
- Dolor con la micción.
- Tiene problema con su sistema inmunitario (debido a terapia crónica con esteroides, un trasplante de médula ósea o de órganos, extirpación del bazo, VIH o tratamiento para el cáncer).
- Ha viajado recientemente a otro país[29, 30].

A continuación veremos unas recomendaciones y advertencias frente a congelaciones para poder llevar a cabo una correcta actuación.

Ante todo deberemos cerciorarnos de que esa persona está sufriendo hipotermia y tiene riesgo de congelación para poder realizar de forma adecuada las siguientes pautas:

- Proteger a la persona del frío y trasladarla, si fuera posible, a un lugar donde pudiéramos incrementar su temperatura corporal paulatinamente.
- Buscar ayuda médica, proteger las zonas afectadas, nunca inmovilizar o vendar tejidos anexos como los dedos o pliegues cutáneos de forma conjunta, siempre separándolos.
- Deberemos realizar un calentamiento progresivo de las zonas afectadas, nunca realizando cambios a temperaturas superiores a los 40° C, siempre conservando el rango de temperatura corporal.
- No utilizar medios húmedos para separar los pliegues cutáneos o extremidades.
- Intentar reducir el movimiento de las zonas afectadas mientras la temperatura y los signos de la congelación no se vuelvan favorables.

- Evitar la recongelación de las zonas que se han recalentado, ya que los daños podrían agravarse.

No abrir ampollas cutáneas, ni realizar masajes sobre la zona afectada, deberemos reducir la fricción o el roce de dichas zonas [24,39].

# 7 COMPLICACIONES

- Los diferentes tipos de hipertermia: En múltiples ocasiones consideramos que un incremento de la temperatura corporal de una persona puede ser ocasionada por la fiebre, pero también debemos considerar la hipertermia y saber reconocerla. La hipertermia es un incremento de la temperatura corporal no controlado, que rebasa la capacidad de nuestro cuerpo para perder calor. A diferencia de la fiebre que suele ser por respuesta a infecciones, la hipertermia no está provocada por el cuerpo y no se puede autoajustar con los mecanismos reguladores fisiológicos de nuestro organismo. Estas condiciones están también supeditadas al entorno en el que se encuentra la persona, ya que puede no comenzar como hipertermia y desencadenar en ella si las condiciones climatológicas son favorables frente a este fenómeno.

La hipertermia puede tener una etiología muy diversa, entre las causas nos podemos encontrar:

- Golpe de calor: Normalmente causado por el ejercicio, como ya hemos nombrado antes, es una situación en la que la temperatura corporal incrementa sin control del cuerpo. A continuación mostraremos los diagnósticos enfermeros relacionados con el golpe de calor.

- Hipertermia inducida por fármacos o drogas: Algunas drogas como anfetaminas o cocaína entre otras pueden llegar a provocar la hipertermia. Este trastorno ha incrementado mucho en los últimos años ya que el abuso de farmacoterapia y la legalización de ciertas drogas dan acceso a muchas más personas incrementando la incidencia.

- Lesiones del sistema nervioso central y endocrinopatías.

- Hipertermia maligna: Afecta a personas que padecen una anomalía hereditaria. Provoca una rápida elevación de la temperatura en personas que se exponen a ciertos fármacos, aunque también puede cursar con sangrado, coluria y dolor o rigidez muscular. Es una enfermedad que tiene una incidencia de mortalidad alta si no es tratado a tiempo ya que si no se soluciona rápidamente esta situación de estrés corporal puede provocar daños a nivel cardiaco entre otros[19, 20, 29, 32].

- Exantemas febriles: Cuando nos encontramos con un paciente que presenta un cuadro de fiebre, podemos encontrarnos con que puede cursar con la aparición de exantemas o erupciones. Será importante determinar las características de estas lesiones ya que junto con las asociadas al cuadro clínico nos pueden ayudar a tomar medidas para controlarlas[40].

- Convulsiones febriles: Cuando hablamos de niños, hablamos de convulsiones febriles en la infancia, ya que son más frecuentes que en adultos. Generalmente suelen aparecer cuando la temperatura del niño es superior a los 38° C.

Las convulsiones febriles tienen mayor incidencia en niños desde los 9 meses hasta los 5 años y tienen factores hereditarios.

Suelen aparecer en las primeras 24 horas tras padecer la enfermedad, y es posible que no vuelva a presentarlas si la fiebre continua subiendo.

Dentro de los síntomas que puede presentar el niño nos encontramos con la contracción muscular, puede llorar, a pesar de tener la rigidez muscular será incapaz de mantenerse erguido y caerá al suelo, pueden aparecer vómitos y relajación de esfínteres. Ante estos casos deberemos controlar el tiempo de la convulsión, proteger la zona y al niño y no deberemos de agarrarle, simplemente evitar que se golpee con objetos al caer o mientras convulsiona[20, 41, 42].

- Hiperpirexia: Es la fiebre que está por encima de 41'5° C. Es una de las complicaciones de la fiebre cuando no se controla, la farmacoterapia no funciona o los medios físicos no son efectivos. Podemos encontrarla en pacientes que padezcan infecciones graves o con hemorragias del sistema nervioso central. Uno de los hechos que facilita la llegada a este punto febril es una alteración en el hipotálamo, que eleva su "techo térmico" o temperaturas máximas[19, 20].

- Congelación: Entre los daños que nos puede causar el frío, está la congelación como una de las complicaciones más graves, pudiendo llegar a la necrosis de las zonas afectadas. Los principales tejidos en riesgo son los tejidos periféricos, ya que son los que están más expuestos a las condiciones externas ambientales. Pese al pensamiento popular, las ropas que estén demasiado ceñidas al cuerpo no favorecen el calentamiento de la zona, sino son un factor de riesgo que nos predisponen a acelerar este proceso. Podemos diferenciar la congelación en función de la profundidad de la zona afectada así como su extensión. Como ya hemos dicho antes, ciertas medicaciones, tabaco y diabetes entre otros factores nos predisponen a sufrir esta lesión. Uno de los indicativos que nos alertará, será la parestesia u hormigueo en la zona afectada, así como una piel pálida, fría, o falta de sensibilidad. Si no somos capaces de revertir este proceso y la congelación sigue agravándose en el tiempo puede crear ampollas, gangrenas y llegar a dañar nervios, músculos y huesos. Por norma general, las zonas más expuestas son la nariz, dedos de las manos y pies y las orejas[24, 39].

# 8 RESUMEN

Las necesidades de Virginia Henderson son unos instrumentos de vital importancia en la práctica diaria de enfermería, ya que de ellas se desprende ciertos aspectos del estado de salud del paciente, necesarios para hacer una correcta valoración de la situación ante la que nos encontramos.

De todas las necesidades de las que se compone, la temperatura corporal se considera como una de las constantes vitales que representa el equilibro entre la ganancia y pérdida de calor y, por ello, deja entrever el funcionamiento de los distintos órganos y sistemas del cuerpo humano.

Dada la valiosa información que ofrece, antes de realizar la toma de temperatura corporal, debemos saber cuáles son los mecanismos por lo que se ganan o pierden calor, sus valores de referencia, cómo el hipotálamo desempeña un papel esencial en su regulación y cuáles son los factores que la afectan normalmente. Todo ello, nos va a ayudar a realizar una correcta medición e interpretación de la misma, teniendo en cuenta las recomendaciones generales y específicas de cada zona del cuerpo, así como la diferencia de valores según donde la tomemos.

Una vez que tenemos los valores de temperatura corporal, podemos formular los diagnósticos de enfermería, marcar sus objetivos, implantar y ejecutar las intervenciones específicas en cada uno de ellos, para resolver la alteración térmica y restablecer el confort del paciente.

Destacar, en el presente libro, la presencia de determinadas pautas para llevar a cabo una correcta prevención y unos cuidados individualizados tanto en un centro sanitario como en el hogar, distinguiendo a su vez entre adultos y niños. Tal es así, que este ejemplar puede ser consultado, además del personal sanitario, por los propios pacientes y/ o cuidadores, con el fin de evitar grandes complicaciones.

Como resultado, mediante la utilización de una evidencia científica actualizada, planes de cuidados o actuación y otras publicaciones de gran trascendencia científica, ofrecemos una guía para abordar a la persona de una forma integral y proporcionarle unos cuidados de calidad.

# 9 BIBLIOGRAFÍA

*1.* Real Academia Española [Internet]. Madrid: Real Academia Española; 1780 [actualizado octubre de 2014, citado 3 marzo 2017]. Disponible en: http://dle.rae.es/?id=Kb0MsDn

*2.* Raff, H. Levitzky, M. Cap. 70. Control de la temperatura corporal. En: León Fraga, J. Bernal Pérez, M.Manjarrez, JJ. Fisiología Médica. Un enfoque por aparatos y sistemas. México: McGraw-Hill; 2013. p. 729 - 733.

*3.* Witzmann, F. A. Cap. 28. Regulación de la temperatura corporal. En: Rhoades, R. A. Bell, D. A. Fisiología Médica. Fundamentos de medicina clínica. 4ª Edición. Lippincott Williams and Wilkins; 2012.

*4.* Barrett, K. E. Barman, S. M. Boitano, S. Brooks, H. Cap. 17. Regulación hipotalámica de las funciones hormonales. En: León Praga, J. García, N. L. Salas, A. Ganong. Fisiología Médica. 24ª Edición. México: Mc Graw-Hill; 2012. p. 307 - 321.

*5.* Fetzer, S. J. Cap. 29. Constantes vitales. En: Potter, P. A. Griffin, A. Stockert, P. A. Hall, A. M. Fundamentos de enfermería. 8ª Edición. Barcelona: Elsevier; 2015. p. 429 - 475.

*6.* Guyton, A. C. Hall, J. E. Cap. 74. Regulación de la temperatura corporal y fiebre. En: Gasull Casanova, X. Tratado de Fisiología. 13ª Edición. Barcelona: Elsevier; 2016.

*7.* Villarino Sanz, M. Bayón Cabeza, M. Nutrición y dietética. Tema 1.

Nutrientes. En: Alejo Brú, N. Manual CTO de enfermería. 6ª Edición. Tomo I. Madrid: CTO Editorial; 2014. p. 471 – 479.

8. Martín Alonso, M. T. Enfermería Medicoquirúrgica 2: Endocrinología y metabolismo. Tema 6. Glándulas suprarrenales. En: Mezcua Navarro, S. Manual CTO de enfermería. 6ª Edición. Tomo II. Madrid: CTO Editorial; 2014. p. 743 – 748.

9. Sobrino Vega, C. Mejías Paneque, M. C. Enfermería pediátrica. Tema 2. Valoración del recién nacido. En: Ordoñez Ropero, J. Manual CTO de enfermería. 6ª Edición. Tomo I. Madrid: CTO Editorial; 2014. p. 347 – 360.

10. López Dávila, A. J. Actualidad en termorregulación. Pensar en movimiento: Revista de Ciencias del ejercicio y la salud. 2014; 12 (2): 1-36.

11. Arribas Cachá, A. [et al]. Valoración enfermera. Herramientas y técnicas sanitarias. 3ª Edición. Madrid: Fundación para el desarrollo de la enfermería; 2015.

12. Alcudia Corredor, C. M. Alonso Araujo, I. Álvarez Velarde, S. [et al]. Manual de procedimientos generales de enfermería. Sevilla: Hospital Universitario Virgen del Rocío. Servicio Andaluz de Salud; 2012

13. Gallego Lastra, R. Hernández Martín, F. J. Fundamentos de enfermería. Metodología de cuidados. Tema 3. El proceso enfermero: características, orígenes, evolución y fases. En: Mezcua Navarro, S. Manual CTO de enfermería. 6ª Edición. Tomo III. Madrid: CTO Editorial; 2014. p. 1475 – 1492.

14. Herdman, T. Kamitsuru, S. NANDA Internacional. Diagnósticos enfermeros. Definiciones y clasificación. 2015 – 2017. Barcelona: Elsevier; 2015.

15. Johnson, M. Moorhead, S. Bulechek, G. Butcher, H [et al]. Vínculos de NOC y NIC a NANDA-I y diagnósticos médicos. 3ª Edición. Barcelona: Elsevier; 2012.

16. Junta de Andalucía. Servicio Andaluz de Salud [Internet]. Córdoba: Dueñas Carrasco, M. Florez Almonacid, C. I. Galván Ledesma, J. [et al]; 2010 [actualizado 11 septiembre 2010; citado 25 abril 2017]

Disponible en: https://www.juntadeandalucia.es/servicioandaluzdesalud/hrs3/fileadmin/user_upload/area_enfermeria/enfermeria/procedimientos/procedimientos_2012/f2_manejo_fiebre.pdf

**17.** Junta de Andalucía. Servicio Andaluz de Salud [Internet]. Sevilla: Consejería de salud; 2003 [actualizado 7 mayo 2012; citado el 27 abril 2017]. Disponible en: http://www.juntadeandalucia.es/salud/export/sites/csalud/galerias/documentos/p_3_p_3_procesos_asistenciales_integrados/fiebre_infancia/fiebre_infancia_guia_rapida.pdf

**18.** Junta de Andalucía. Servicio Andaluz de Salud [Internet]. Córdoba: Dueñas Carrasco, M. Florez Almonacid, C. I. Galván Ledesma, J. [et al]; 2010 [actualizado 23 junio 2010; citado 25 abril 2017] Disponible en: https://www.juntadeandalucia.es/servicioandaluzdesalud/hrs3/fileadmin/user_upload/area_enfermeria/enfermeria/procedimientos/procedimientos_2012/f1_cuidados_paciente_hipotermia.pdf

**19.** P. Tudela Hita, A. Urrutia de Diego. Cap. 302 Fiebre aguda y fiebre de origen desconocido. Rozman, C. "Farreras: Vol. I. Medicina Interna" XVII edición. Barcelona: Elsevier España; 2012. pp 2314-2319.

**20.** Dinarello, C. A. Reuven Porat. Cap. 16. Fiebre e hipertermia. D. L. Longo. Vol. I. Harrison Principios de la medicina interna. McGraw-Hill. 18 ed. México: McGraw-Hill Interamericana editores, S. A. 2012. pp143-147.

**21.** Hosokawa, Yuri [et al]. El golpe de calor en la actividad física y el deporte (versión traducida al español). Pensar en Movimiento: Revista de Ciencias del Ejercicio y la Salud, [Internet] 2014. [Citado 03 Mar 2017]. 12(2): pp23-46. Disponible en: http://revistas.ucr.ac.cr/index.php/pem/article/view/17858

**22.** Pinacho-Velázquez, J. L. «Golpe de calor» en los niños (Heat stroke in the children). Medigraphic [Internet]. 2014 [Citado 10 Feb 2017] 81(3): pp 115-119. Disponible en: http://www.medigraphic.com/pdfs/pediat/sp-2014/sp143h.pdf

**23.** Gelfand, J. A. Callahan, M. V. Cap. 18. Fiebre de origen desconocido. D. L. Longo. Vol. I. Harrison Principios de la medicina interna. McGraw-Hill. 18 ed. México: McGraw-Hill Interamericana editores, S. A. 2012. pp 158-164.

**24.** Danzl, D. F. Cap. 19. Hipotermia y congelación. D. L. Longo. Vol. I. Harrison Principios de la medicina interna. McGraw-Hill. 18 ed. México: McGraw-Hill Interamericana editores, S. A. 2012. pp 165-170.

**25.** Montes García, Y. Vicuña Urtasun, B. Villalgordo Ortiz, Marín Fernández, B. Hipotermia. La modificación de la temperatura corporal como terapéutica clínica / Modification of body temperature as clinical therapeutics. Hypothermia. BVS [Internet]. 2011 [Citado 20 Feb 2017]. 34(4): pp 258-268. Disponible en:
http://pesquisa.bvsalud.org/enfermeria/resource/es/ibc-86572

**26.** Avellanas, M. L. Ricart, A. Botella, J. [et al] Manejo de la hipotermia accidental severa. Management of severe accidental hypothermia. Medicina Intensiva [Internet] 2012. [Citado 23 Mar 2017]. 36(3): pp 200-212. Disponible en: http://www.medintensiva.org/es/manejo-hipotermia-accidental-severa/articulo/S0210569112000095/

**27.** Soteras Martínez, I. Subirats Bayego, E. Hipotermia accidental - Accidental hypothermia. Medicina Clínica. [Internet] 2011. [Citado 28 Feb 2017];137 (4): pp 171-177. Disponible en:
http://www.elsevier.es/es-revista-medicina-clinica-2-articulo-hipotermia-accidental-S0025775310005464

**28.** García Puga, J. M. Proceso fiebre en la infancia: Proceso asistencial integrado. 2º Edición. Sevilla: Junta de Andalucía, Consejería de Salud. 2009. Disponible en:
http://www.juntadeandalucia.es/salud/export/sites/csalud/galerias/documentos/p_3_p_3_procesos_asistenciales_integrados/fiebre_infancia/fiebre_infancia.pdf

**29.** Documentación de enfermería. Cuidados al paciente con hipertermia. Hospital Gregorio Marañón. Madrid. 2010[Internet]. [Citado 24 Feb 2017]; 2v: 1-6. Disponible en:
http://www.madrid.org/cs/Satellite?blobcol=urldata&blobheader=application%2Fpdf&blobheadername1=Content-disposition&blobheadername2=cadena&blobheadervalue1=filename%3DCuidados+al+paciente+con+hipertermia.pdf&blobheadervalue2=language%3Des%26site%3DHospitalGregorioMaranon&blobkey=id&blobtable=MungoBlobs&blobwhere=1271685145795&ssbinary=true

*30.* Medlineplus.gov [Internet] A.D.A.M. Editorial team 2016 [Citado 28/02/2017] Fiebre. Disponible en:
https://medlineplus.gov/spanish/ency/article/003090.htm

*31.* García Puga, J. M. Santos Pérez, J.L. Proceso Fiebre en la Infancia. Guía de Información para Pacientes. Junta de Andalucía. 2012. [Citado 14 Mar 2017] Disponible en:
http://www.juntadeandalucia.es/salud/sites/csalud/contenidos/Infor macion_General/c_6_c_7_guias_informacion_pacientes/guia_fiebre_i nfancia

*32.* Medlineplus.gov [Internet] A.D.A.M. Editorial team 2015 [Citado 28/02/2017] Hipertermia maligna. Disponible en:
https://medlineplus.gov/spanish/ency/article/001315.htm

*33.* García Iriarte, A. Sáenz Mendía, R. Marín Fernández, B. La hipotermia -Hypothermia. Rev Enferm. [Internet] 2010. [Citado 13 Mar 2017]; 33(1): pp 55-62. Disponible en:
http://pesquisa.bvsalud.org/enfermeria/resource/es/mdl-20201201

*34.* Medlineplus.gov [Internet] A.D.A.M. Editorial team 2015 [Citado 28/02/2017] Hipotermia. Disponible en:
https://medlineplus.gov/spanish/ency/article/000038.htm

*35.* Guardiola Ponti, H. Domínguez Tordable, M. J. Mòdol Deltell, J. M. Cap. 324 Trastornos por el frío y el calor. Rozman, C. "Farreras: Vol. I. Medicina Interna" XVII edición. Barcelona: Elsevier España; 2012. pp 2426-2433.

*36.* Ballesta López, F. J. Blanes Compañ, F. V. Castells Molina, M. [et al]. Guía de actuación de enfermería, Manual de procedimientos generales. 2º edición. Valencia: Generalitat. Conselleria de Sanitat. 2007. Disponible en:
http://publicaciones.san.gva.es/publicaciones/documentos/V.5277-2007.pdf

*37.* Documentación de enfermería. Cuidados al paciente con hipotermia. Hospital Gregorio Marañón. Madrid. 2010[Internet]. [Citado 24 Feb 2017]; 2v: 1-5. Disponible en:
http://www.madrid.org/cs/Satellite?blobcol=urldata&blobheader=ap plication/pdf&blobheadername1=Content-

disposition&blobheadername2=cadena&blobheadervalue1=filename=
Cuidados+al+paciente+con+hipotermia.pdf&blobheadervalue2=langu
age=es&site=HospitalGregorioMaranon&blobkey=id&blobtable=Mun
goBlobs&blobwhere=1271685145811&ssbinary=true

**38.** La fiebre en el niño. Pautas de actuación. AFADHU. 2011; (3).[Citado 3 Mar 2017] Disponible en: http://docplayer.es/24131055-Afadhu-la-fiebre-en-el-nino-pautas-de-actuacion-revista-no-3-enero-2011-que-es-la-fiebre.html

**39.** Medlineplus.gov [Internet] A.D.A.M. Editorial team 2015. [Citado 28/02/2017]. Congelación. Disponible en: https://medlineplus.gov/spanish/ency/article/000057.htm

**40.** Kaye, E. T. Kaye, K. M. Cap. 17. Fiebre y exantema. D. L. Longo. Vol. I. Harrison Principios de la medicina interna. McGraw-Hill. 18 ed. México: McGraw-Hill Interamericana editores, S. A. 2012. Pp 148-157.

**41.** Medlineplus.gov [Internet] A.D.A.M. Editorial team 2015 [Citado 26/02/2017] Convulsiones febriles. Disponible en: https://medlineplus.gov/spanish/ency/article/000980.htm

**42.** Rodríguez, M. I. Menjívar, V. Espinoza Fiallos, E. Guías Clínicas de Pediatría. El Salvador: Ministerio de Salud. 2012. [Citado 20 Mar 2017] Disponible en: http://asp.salud.gob.sv/regulacion/pdf/guia/Guias_Clinicas_de_Pediatria.pdf

# 10 ANEXOS

## ANEXO 1. FIGURA 1.
**Figura 1.** Circulación de la piel.

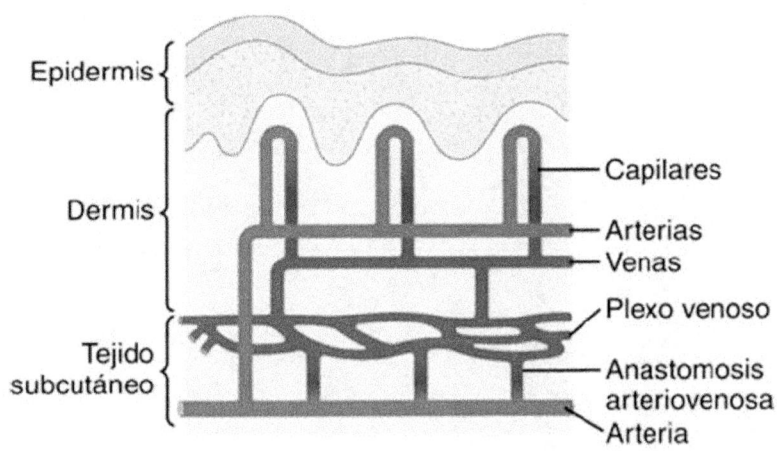

Fuente: Guyton, A. C. Hall, J. E. Cap. 74. Regulación de la temperatura corporal y fiebre. En: Gasull Casanova, X. Tratado de Fisiología. 13ª Edición. Barcelona: Elsevier; 2016.

EDITOR: *Diego Molina Ruiz*

## ANEXO 2. TABLA 1.

**Tabla 1.** Relación de los valores de referencia de temperatura normal según el grupo de edad y la zona del cuerpo más utilizada en cada caso.

| GRUPO DE EDAD | VALORES DE REFERENCIA | |
|---|---|---|
| **Primera infancia: 0 – 2 años** <br><br> **(Temperatura rectal)** | < 31,4 ºC | Hipotermia severa |
| | 31,4 – 34,4 ºC | Hipotermia moderada |
| | 34,5 – 36,1 ºC | Hipotermia leve |
| | 36,2 – 37,7 ºC | Normotermia |
| | 37,8 – 38,4 ºC | Febrícula o hipertermia leve |
| | 38,5 – 39,4 ºC | Fiebre moderada o hipertermia moderada |
| | 39,5 – 40,4 ºC | Fiebre alta o hipertermia comprometida |
| | > 40,5 ºC | Hiperpirexia o hipertermia grave |
| **Segunda infancia: 3 – 10 años** <br><br> **(Temperatura axilar)** | < 30,4 ºC | Hipotermia severa |
| | 30,4 – 33,4 ºC | Hipotermia moderada |
| | 33,5 – 35,6 ºC | Hipotermia leve |
| | 35,7 – 37,2 ºC | Normotermia |
| | 37,3 – 37,9 ºC | Febrícula o hipertermia leve |
| | 38 – 38,9 ºC | Fiebre moderada o hipertermia moderada |
| | 39 – 39,9 ºC | Fiebre alta o hipertermia comprometida |
| | > 40 ºC | Hiperpirexia o hipertermia grave |
| | < 28,4 ºC | Hipotermia severa |

| | | |
|---|---|---|
| | 28,4 – 32,4 ºC | Hipotermia moderada |
| **Joven y adulto: 11 – 64 años** | 32,5 – 35,4 ºC | Hipotermia leve |
| | 35,5 – 37 ºC | Normotermia |
| **(Temperatura axilar)** | 37,1 – 37,8 ºC | Febrícula o hipertermia leve |
| | 37,9 – 38,8 ºC | Fiebre moderada o hipertermia moderada |
| | 38,9 – 39,9 ºC | Fiebre alta o hipertermia comprometida |
| | > 40 ºC | Hiperpirexia o hipertermia grave |
| | < 28,4 ºC | Hipotermia severa |
| | 28,4 – 30 ºC | Hipotermia moderada |
| **Anciano: > 65 años** | 30,1 – 35,4 ºC | Hipotermia leve |
| | 35,5 – 36,9 ºC | Normotermia |
| **(Temperatura axilar)** | 37 – 37,5 ºC | Febrícula o hipertermia leve |
| | 37,6 – 38,4 ºC | Fiebre moderada o hipertermia moderada |
| | 38,5 – 39,5 ºC | Fiebre alta o hipertermia comprometida |
| | > 39,6 ºC | Hiperpirexia o hipertermia grave |

Fuente: Arribas Cachá, A. [et al]. Valoración enfermera. Herramientas y técnicas sanitarias. 3ª Edición. Madrid: Fundación para el desarrollo de la enfermería; 2015.

*Libro 7* NECESIDAD DE TEMPERATURA

## ANEXO 3. TABLA 2.
**Tabla 2.** Interrelaciones NOC-NIC para diagnóstico enfermero: Hipertermia.

### DIAGNÓSTICO ENFERMERO: HIPERTERMIA

**DEFINICIÓN.** Elevación de la temperatura corporal por encima del rango normal.

#### NIC ASOCIADOS CON LOS FACTORES RELACIONADOS DEL DIAGNÓSTICO

- Cuidados postanestesia.
- Enseñanza: actividad / ejercicio prescrito.
- Enseñanza: procedimiento / tratamiento.
- Enseñanza: proceso de enfermedad.
- Identificación de riesgos.
- Manejo ambiental.
- Manejo de la medicación.
- Manejo de líquidos.
- Precauciones en la hipertermia maligna.

#### INTERRELACIONES NOC-NIC

| Resultados | Intervenciones principales | Intervenciones sugeridas |
|---|---|---|
| **Signos vitales.** Definición: Grado en el que la temperatura, el pulso, la respiración y la presión sanguínea están dentro del rango normal. | Monitorización de los signos vitales. Regulación de la temperatura. | Administración de medicación. Aplicación de calor o frío. Manejo de la medicación. Manejo del shock. Prevención del shock. Regulación de la temperatura intraoperatoria. Regulación hemodinámica. |

| | | |
|---|---|---|
| | | Tratamiento de la exposición al calor. |
| | | Tratamiento de la fiebre. |
| **Termorregulación.** Definición: Equilibrio entre la producción, la ganancia y la pérdida de calor. | Regulación de la temperatura. Tratamiento de la fiebre. | Administración de medicación. Aplicación de calor o frío. Control de infecciones. Inducción de la hipotermia. Manejo ambiental. Manejo de las convulsiones. Manejo del dolor. Manejo de líquidos. Manejo de la medicación. Monitorización de los signos vitales Precauciones contra las convulsiones. Precauciones en la hipertermia maligna. Prescribir medicación. Prevención del shock. Regulación de la temperatura intraoperatoria. Tratamiento de la exposición al calor. Vigilancia de la piel. |
| **Termorregulación: recién nacido.** Definición: Equilibrio entre la producción, la ganancia y la pérdida de calor durante los primeros 28 días de vida. | Monitorización del recién nacido. Regulación de la temperatura. | Administración de medicación. Control de infecciones. Cuidados del recién nacido. Educación paterna: niño. Manejo ambiental. Manejo de las convulsiones. Manejo de líquidos. Monitorización de los signos vitales. Precauciones contra las convulsiones. Tratamiento de la exposición al calor. Tratamiento de la fiebre. Vigilancia de la piel. |

Fuente: Johnson, M. Moorhead, S. Bulechek, G. Butcher, H [et al]. Vínculos de NOC y NIC a NANDA-I y diagnósticos médicos. 3ª Edición. Barcelona: Elsevier; 2012.

## ANEXO 4. TABLA 3.
**Tabla 3.** Plan de cuidados en la fiebre.

| PLAN DE CUIDADOS EN LA FIEBRE |
| --- |
| **OBJETIVO** |
| Garantizar las pautas de actuación más eficaces en el manejo de los pacientes con fiebre. |
| **EQUIPAMIENTO NECESARIO** |
| <ul><li>Batea.</li><li>Bebidas.</li><li>Bolsa para hielo. Compresas.</li><li>Empapador / cubrecamas.</li><li>Hielo.</li><li>Medicación prescrita.</li><li>Palangana.</li><li>Pañales.</li><li>Ropa de cama.</li><li>Tensiómetro y termómetro digital.</li></ul> |
| **DESCRIPCIÓN DEL PROCEDIMIENTO** |
| a) Informar al paciente del procedimiento y solicite su consentimiento. |

## Libro 7 NECESIDAD DE TEMPERATURA

b) Preparar el material y trasladarlo junto al enfermo.

c) Realizar higiene de las manos con un jabón antiséptico o utilizar una solución hidroalcohólica.

d) Preservar la intimidad.

e) Tomar la temperatura del enfermo para confirmar la hipertermia.

f) Evaluar el estado de la vía aérea, respiración, circulación y temperatura ambiental.

g) Monitorizar signos vitales y nivel de conciencia.

h) Valorar el relleno capilar en tres segundos, la temperatura de las extremidades y el gasto urinario.

i) Mantener la temperatura ambiente, aproximadamente, entre 20ºC – 22ºC. El uso de ventilador eléctrico, aire acondicionado u otro sistema de ventilación facilitará la pérdida de calor desde la superficie del cuerpo.

j) Reducir la cantidad de prendas de vestir y ropa de cama.

k) Conservar el cuarto fresco con el mínimo de luz.

l) Valorar y administrar la ingesta de líquidos para evitar la deshidratación debido a la pérdida de agua y sodio, procurando que no contengan carbohidratos:

- Hidratación oral con bebidas frías (sin hielo). Evitar las bebidas que contiene cafeína debido a su efecto diurético.

- Si el paciente está desorientado o es incapaz de tomar suficientes líquidos, se requiere la rehidratación por vía intravenosa con un cuidadoso seguimiento del sistema cardiovascular y la diuresis

m) Proporcionar comodidad. Si tiene temblores, añadir manta y ropa fresca y seca.

n) Ofrecer enjuagues bucales más hielo para chupar.

o) Aplicar medios físicos externos si HIPERPIREXIA (Temperatura >40ºC):

- Compresas frías en axilas, frente, zona pélvica, huecos poplíteos, flexura del codo...
- Baño con esponja.
- Bolsas con hielo. No colocarlas directamente sobre la piel, sino que hay que cubrirlas con ropa de cama y, para evitar quemaduras, no mantenerlas más de 30 min en la misma zona.

p) En pacientes pediátricos la hipertermia puede producir convulsiones. Evitar descensos bruscos en la temperatura, éstos pueden provocar el mismo efecto.

q) Administrar la medicación prescrita.

r) Conservar la ropa de cama, apósitos, vendajes, pañales limpios y secos.

s) Tratar de identificar la causa de la fiebre: Cánulas, catéteres, heridas, secreciones, etc.

t) Recoger el material.

u) Realizar lavado de manos.

v) Enseñar al paciente y familia el manejo de la fiebre y a comunicar cualquier sintomatología relacionada con la misma.

w) Registrar: fiebre, medidas terapéuticas empleadas y respuesta obtenida.

Fuente: Junta de Andalucía. Servicio Andaluz de Salud [Internet]. Córdoba: Dueñas Carrasco, M. Florez Almonacid, C. I. Galván Ledesma, J. [et al]; 2010 [actualizado 11 septiembre 2010; citado 25 abril 2017] Disponible en:

https://www.juntadeandalucia.es/servicioandaluzdesalud/hrs3/fileadmin/user_upload/area_enfermeria/enfermeria/procedimientos/procedimientos_2012/f2_manejo_fiebre.pdf

## ANEXO 5. TABLA 4.

**Tabla 4.** Plan de actuación en el síndrome febril infantil.

| PLAN DE ACTUACIÓN EN EL SÍNDROME FEBRIL INFANTIL |
|---|
| **DEFINICIÓN** |
| Conjunto de actuaciones coordinadas que se ponen en marcha cuando el niño cuando el niño o sus cuidadores aprecian, de forma subjetiva u objetiva, un aumento de su temperatura corporal y establecen por ello contacto con el Sistema Sanitario. Comprende todas las medidas que se llevan a cabo para llegar al diagnóstico etiológico de la fiebre, el tratamiento del síntoma y de sus complicaciones, así como la información y las medidas de actuación adecuadas para el niño y sus cuidadores, garantizando la continuidad en la atención mientras persista el síntoma. |
| **DIAGNÓSTICO** |
| a)  Realización de preguntas secuenciales:<br><br>• ¿Qué le pasa a su niño?<br><br>• ¿Qué edad tiene?<br><br>• ¿Tiene fiebre? ¿Desde cuándo? ¿Le ha puesto el termómetro? ¿Dónde le ha puesto el termómetro?<br><br>• ¿Cuánto le marca?<br><br>• Si ha comprobado la existencia de fiebre, ¿cómo ha actuado?, ¿con medidas físicas o le ha dado algún medicamento? Si le dio un medicamento, ¿qué dosis y a qué intervalo?<br><br>• ¿Tiene algún padecimiento importante?<br><br>• ¿Cómo lo ve? ¿Tiene apetito o sed? ¿Vomita? ¿Dolor de cabeza? ¿Se relaciona?<br><br>• ¿Tiene ganas de juego? ¿Le nota algo extraño? |

- ¿Lo encuentra adormilado o con tendencia a dormirse?

- ¿Llora el niño? ¿Cómo es su llanto?

- ¿Cree que tiene dificultad para respirar?

b) Diligencia en la toma de decisiones ante la presencia de signos y síntomas de alerta

- Alteración del nivel de conciencia.

- Mala perfusión.

- Exantema maculoso o petequial sugestivo de enfermedad meningocócica

- Trastornos del ritmo respiratorio (hipo o hiperventilación).

- Alteración de signos vitales (frecuencia cardíaca, tensión arterial).

- Cianosis.

- Dolor y/o tumefacción osteoarticular y/o limitación de la movilidad.

c) Aplicación correcta de escalas de gravedad dependiendo de la edad del niño: YIOS y YALE.

d) Anamnesis detallada: Edad. Temperatura. Repercusión de la fiebre. Signos y síntomas asociados. Desencadenantes. Antecedentes personales y familiares. Nivel socioeconómico.

e) Exploración minuciosa. Piel (exantemas, petequias, abscesos, celulitis). Pulsos. Perfusión. Movilidad de extremidades. Adenopatías. Auscultación cardíaca y pulmonar. Palpación abdominal. Genitales. Signos meníngeos. Fontanela. Nivel de conciencia. Focalidad. ORL. Otoscopia. Ojos.

f) Toma de temperatura.

g) Explicar medidas antitérmicas y aplicar si procede:

- Medidas generales:

    - Adecuado cuidado del estado de hidratación e ingesta calórica.

- Temperatura ambiente en torno a 20-22º C.

- Mantener al niño con poca ropa.

- Medidas físicas:

  - Baños de agua a unos 30º C, durante unos 30 minutos.

  - Friegas con esponja y agua tibia.

  - Nunca usar agua fría, hielo o friegas con etanol.

- Medicación antitérmica:

  - De primera elección, paracetamol, y de segunda elección, ibuprofeno.

  - No alternar antitérmicos ya que no existen evidencias que lo apoyen.

## PLAN DE ACTUACIÓN SEGÚN LA EDAD EN PACIENTES CON FIEBRE SIN FOCO

- Niño menor de 1 mes.

  - Derivación con carácter urgente a Hospital, si el primer contacto se produce en el nivel extrahospitalario, para un estudio completo de sepsis.

  - Ingreso hospitalario y antibióticos intravenosos hasta recibir los resultados de los cultivos.

- Niño de 1 a 3 meses.

  - Derivación con carácter urgente a Hospital, si el primer contacto se produce en Atención Primaria, para un estudio de sepsis.

  - Los niños que presentan mal estado general (YIOS mayor o igual a 7 puntos) y los que presenten estado general conservado (YIOS< 7) pero 2 o más parámetros del estudio de sepsis alterados, se manejarán igual que el grupo de niños menores de 1 mes: estudio completo de sepsis, ingreso hospitalario y antibióticos intravenosos, hasta recibir los resultados de los cultivos.

- Los niños que presentan estado general conservado y con estudio de sepsis normal o con sólo 1 parámetro alterado:

    o Si lleva con fiebre menos de 12 horas: observación hospitalaria y repetir la analítica tras 12 horas de fiebre, para monitorizar la evolución.

    o Si lleva con fiebre más de 12 horas: observación domiciliaria con 2 opciones:

    - Reevaluar cada 24 horas hasta recibir los resultados de los cultivos e informar sobre los signos de alerta. Debe existir la posibilidad de contacto telefónico con los padres, confianza en su responsabilidad y su capacidad de cuidados, y confirmar que tengan acceso en menos de 30 minutos a un centro hospitalario.

    - Realizar una punción lumbar y administrar ceftriaxona intramuscular cada 24 horas, hasta recibir los resultados de los cultivos.

- Niño de 3 a 36 meses.

    - Niño que presenta mal estado general (aspecto séptico, YALE > 16): estudio completo de sepsis, ingreso hospitalario y antibióticos hasta recibir los resultados de los cultivos.

    - Niño con estado general regular (YALE 11-16): estudio de sepsis y valorar la posibilidad de observación hospitalaria, según los resultados.

    - Niños con buen estado general (YALE <10): Hacer tira reactiva de orina en:

- Niños < 1 año.
- ITU previa.
- Uropatía.
- Fiebre > 48 h.

Si la tira de orina es positiva, o el lactante tiene menos de 6 meses, hay que cursar un urocultivo de orina recogida por técnica estéril (orina de sondaje o de punción suprapúbica).

- Si tiene fiebre alta podemos optar por:

  - Observación domiciliaria si existe posibilidad de contacto telefónico con los padres, confianza en su responsabilidad y capacidad de cuidados, y que tengan acceso en menos de 30 minutos a un centro hospitalario.
  - Se recomendará un tratamiento sintomático y les recordaremos cuáles son los signos y síntomas de alerta.
  - Realizar las pruebas pertinentes. Si tiene algún parámetro alterado, estableceremos dos grupos:

    - Fiebre de menos de 24 horas de evolución: considerar observación hospitalaria.
    - Fiebre de más de 24 horas de evolución: considerar un tratamiento empírico con amoxicilina oral a dosis altas hasta conocer los resultados de los cultivos, observación domiciliaria, y recuerdo de cuáles son los signos y síntomas de alerta.

> Si los resultados del estudio de sepsis son normales, se optará por la observación domiciliaria y un tratamiento sintomático.
>
> En el grupo de fiebre moderada, se escogerá la observación domiciliaria con las condiciones arriba mencionadas.
>
> - **Niño mayor de 36 meses.**
>
>   - Radiografía de tórax, si presenta síntomas respiratorios.
>
>   - Si hay signos de alerta presentes o la patología lo requiere, se derivará al Hospital donde se le realizará las pruebas oportunas según clínica.

Fuente: Junta de Andalucía. Servicio Andaluz de Salud [Internet]. Sevilla: Consejería de salud; 2003 [actualizado 7 mayo 2012; citado el 27 abril 2017]. Disponible en: http://www.juntadeandalucia.es/salud/export/sites/csalud/galerias/documentos/p_3_p_3_procesos_asistenciales_integrados/fiebre_infancia/fiebre_infancia_guia_rapida.pdf

## ANEXO 6. TABLA 5.

**Tabla 5.** Interrelaciones NOC-NIC para diagnóstico enfermero: Hipotermia.

| DIAGNÓSTICO ENFERMERO: HIPOTERMIA |
|---|
| DEFINICIÓN: Temperatura corporal por debajo del rango normal. |

| NIC ASOCIADOS CON LOS FACTORES RELACIONADOS DEL DIAGNÓSTICO |
|---|
| • Enseñanza: procedimiento / tratamiento.<br>• Enseñanza: proceso de enfermedad.<br>• Fomento del ejercicio.<br>• Manejo ambiental.<br>• Manejo de la medicación.<br>• Terapia nutricional. |

### INTERRELACIONES NOC-NIC

| Resultados | Intervenciones principales | Intervenciones sugeridas |
|---|---|---|
| **Signos vitales.**<br><br>Definición:<br><br>Grado en el que la temperatura, el pulso, la respiración y la presión sanguínea están dentro del rango normal. | Monitorización de los signos vitales.<br>Tratamiento de la hipotermia. | Aplicación de calor o frío.<br>Manejo ambiental.<br>Monitorización del recién nacido.<br>Monitorización respiratoria.<br>Precauciones circulatorias.<br>Prevención del shock.<br>Regulación hemodinámica.<br>Regulación de la temperatura.<br>Vigilancia de la piel. |
| **Termorregulación.**<br>Definición: Equilibrio | Regulación de la temperatura.<br>Tratamiento de la hipotermia. | Aplicación de calor o frío.<br>Cuidados circulatorios: insuficiencia |

| | | |
|---|---|---|
| entre la producción, la ganancia y la pérdida de calor. | | arterial.<br>Cuidados circulatorios: insuficiencia venosa.<br>Manejo ambiental.<br>Monitorización de los signos vitales.<br>Precauciones circulatorias.<br>Prevención del shock.<br>Regulación hemodinámica.<br>Regulación de la temperatura: intraoperatoria. |
| **Termorregulación: recién nacido.**<br><br>Definición: Equilibrio entre la producción, la ganancia y la pérdida de calor durante los primeros 28 días de vida. | Monitorización del recién nacido.<br>Tratamiento de la hipotermia. | Aplicación de calor o frío.<br>Cuidados del recién nacido.<br>Educación paterna: niño.<br>Manejo ácido-base.<br>Manejo ambiental.<br>Manejo de la tecnología.<br>Monitorización respiratoria.<br>Monitorización de los signos vitales.<br>Precauciones circulatorias.<br>Prevención del shock.<br>Regulación de la temperatura. |

Fuente: Johnson, M. Moorhead, S. Bulechek, G. Butcher, H [et al]. Vínculos de NOC y NIC a NANDA-I y diagnósticos médicos. 3ª Edición. Barcelona: Elsevier; 2012.

## ANEXO 7. TABLA 6.
**Tabla 6.** Plan de cuidados del paciente en la hipotermia.

| PLAN DE CUIDADOS DEL PACIENTE EN LA HIPOTERMIA |
|---|
| **OBJETIVOS** |
| Aplicar medios físicos y/o administrar medicación para conseguir que la temperatura del paciente se eleve hasta su valor normal. |
| **EQUIPAMIENTO NECESARIO** |
| <ul><li>Bebidas calientes.</li><li>Bolsa de agua caliente.</li><li>Compresas.</li><li>Lámpara o foco de calor.</li><li>Manta térmica.</li><li>Manta.</li><li>Medicación prescrita.</li><li>Pañales.</li><li>Ropa de cama.</li><li>Sistema de calentamiento Bair Hugger.</li><li>Termómetro clínico.</li></ul> |
| **DESCRIPCIÓN DEL PROCEDIMIENTO** |
| a) Informar al paciente y familia sobre el procedimiento y solicite su colaboración.<br>b) Preparar el material y trasladarlo junto al enfermo.<br>c) Realizar higiene de las manos con un jabón antiséptico o utilizar una solución hidroalcohólica.<br>d) Preservar la intimidad.<br>e) Tomar la temperatura del enfermo para confirmar la hipotermia.<br>f) Retirar del frío al paciente y procurar un ambiente cálido. Si es necesario aumentar la temperatura ambiental.<br>g) Verificar y mantener la ropa de cama limpia y seca, al igual que pañales, vendajes o apósitos.<br>h) Valorar los síntomas y signos asociados a la hipotermia.<br>i) Aplicar los medios físicos externos: |

- Manta o manta eléctrica si la hubiera.
- Foco o flexo de calor.
- Cubrir las extremidades con manoplas, calcetines, vendajes con algodón.
- Sistema de calentamiento Bair Hugger: medir la temperatura antes de conectar el sistema y cada 30 minutos, hasta su retirada.

j) No aplicar medios físicos directamente sobre la piel, poner ropa de cama entre éstos y el paciente.

k) Retirar todos los objetos metálicos que tenga puesto el paciente, ya que se calientan muy rápido y pueden ocasionar quemaduras.

l) Controlar el tiempo de exposición a los medios físicos eléctricos para evitar quemaduras.

m) Mantener una buena ingesta de líquidos para evitar deshidratación y, por lo tanto, la pérdida de calor. Proporcionar bebidas calientes ricas en carbohidratos que no contengan alcohol ni cafeína (efecto diurético).

n) Administrar la medicación prescrita, que puede incluir líquidos por vía endovenosa templados a una temperatura de 37 a 40ºC.

o) Administrar oxígeno.

p) Extremar las medidas de prevención de úlceras por presión.

q) Vigilar la perfusión tisular de las zonas distales.

r) Controlar la temperatura, frecuencia cardíaca, frecuencia respiratoria, tensión arterial y diuresis según valoración de la enfermera referente o indicación médica.

s) Recoger el material sobrante.

t) Realizar la higiene de las manos con un jabón antiséptico o utilizar una solución hidroalcohólica.

u) Lavarse las manos.

v) Enseñar al paciente y familiar los cuidados para evitar la hipotermia.

w) Registrar las medidas empleadas y la valoración del paciente.

Fuente: Junta de Andalucía. Servicio Andaluz de Salud [Internet]. Córdoba: Dueñas Carrasco, M. Florez Almonacid, C. I. Galván Ledesma, J. [et al]; 2010 [actualizado 23 junio 2010; citado 25 abril 2017] Disponible en:

https://www.juntadeandalucia.es/servicioandaluzdesalud/hrs3/fileadmin/user_upload/area_enfermeria/enfermeria/procedimientos/procedimientos_2012/f1_cuidados_paciente_hipotermia.pdf

## ANEXO 8. TABLA 7.

**Tabla 7.** Interrelaciones NOC-NIC para diagnóstico enfermero: Riesgo de desequilibrio de la temperatura corporal.

| **DIAGNÓSTICO ENFERMERO: RIESGO DE DESEQUILIBRIO DE LA TEMPERATURA CORPORAL** |
|---|
| **DEFINICIÓN:** Riesgo de fallo en el mantenimiento de la temperatura corporal dentro de los límites normales. |
| **NOC PARA VALORAR Y MEDIR LA APARICIÓN DEL DIAGNÓSTICO** |
| • Termorregulación.<br>• Termorregulación: recién nacido. |
| **NOC ASOCIADOS CON LOS FACTORES DE RIESGO DEL DIAGNÓSTICO** |
| • Adaptación del recién nacido.<br>• Conducta de mantenimiento del peso.<br>• Control del riesgo.<br>• Control del riesgo: exposición al sol.<br>• Control del riesgo: hipertermia.<br>• Control del riesgo: hipotermia.<br>• Control del riesgo: proceso infeccioso.<br>• Curación de las quemaduras.<br>• Detección del riesgo.<br>• Envejecimiento físico.<br>• Estado inmune.<br>• Estado neurológico: autónomo.<br>• Forma física.<br>• Hidratación.<br>• Recuperación posterior al procedimiento.<br>• Respuesta a la medicación.<br>• Severidad de la infección.<br>• Severidad de la infección: recién nacido.<br>• Tolerancia de la actividad. |

| 4. NIC ASOCIADOS CON PREVENCIÓN DEL DIAGNÓSTICO. |
|---|
| - Control de infecciones.<br>- Cuidados de canguro (del niño prematuro).<br>- Cuidados de las heridas: quemaduras.<br>- Cuidados postanestesia.<br>- Cuidados del recién nacido.<br>- Identificación de riesgos.<br>- Manejo ambiental: confort.<br>- Manejo del edema cerebral.<br>- Manejo de la energía.<br>- Manejo de líquidos.<br>- Manejo de la medicación.<br>- Manejo del peso.<br>- Manejo de la sedación.<br>- Monitorización de líquidos.<br>- Monitorización de los signos vitales.<br>- Monitorización del recién nacido.<br>- Precauciones en la hipertermia maligna.<br>- Protección contra las infecciones.<br>- Regulación de la temperatura.<br>- Regulación de la temperatura: intraoperatoria.<br>- Reposición de líquidos.<br>- Vigilancia. |

Fuente: Johnson, M. Moorhead, S. Bulechek, G. Butcher, H [et al]. Vínculos de NOC y NIC a NANDA-I y diagnósticos médicos. 3ª Edición. Barcelona: Elsevier; 2012.

## ANEXO 9. TABLA 8.
**Tabla 8.** Interrelaciones NOC-NIC para diagnóstico enfermero: Termorregulación ineficaz.

| **DIAGNÓSTICO ENFERMERO: TERMORREGULACIÓN INEFICAZ** | | |
|---|---|---|
| **DEFINICIÓN:** Fluctuaciones de la temperatura entre la hipotermia y la hipertermia. | | |
| **NIC ASOCIADOS CON LOS FACTORES RELACIONADOS DEL DIAGNÓSTICO** | | |
| • Manejo ambiental. | | |
| **INTERRELACIONES NOC-NIC PARA EL DIAGNÓSTICO** | | |
| **Resultados** | Intervenciones principales | Intervenciones sugeridas |
| **Termorregulación.** Definición: Equilibrio entre la producción, la ganancia y la pérdida de calor. | Regulación de la temperatura. Regulación de la temperatura: intraoperatoria. | Administración de medicación. Manejo ambiental. Manejo del dolor. Manejo de líquidos. Monitorización de líquidos. Monitorización de los signos vitales. Precauciones en la hipertermia maligna. Tratamiento de la exposición al calor. Tratamiento de la fiebre. Tratamiento de la hipotermia. |
| **Termorregulación: recién nacido.** Definición: Equilibrio entre la producción, la ganancia y la pérdida de calor durante los primeros 28 días de vida. | Monitorización del recién nacido. Regulación de la temperatura. | Administración de medicación. Cuidados del recién nacido. Manejo ácido-base. Manejo ambiental. Manejo de líquidos. Monitorización ácido-base. Monitorización de líquidos. Monitorización respiratoria. Monitorización de los signos vitales. Tratamiento de la exposición al calor. Tratamiento de la fiebre. |

EDITOR: *Diego Molina Ruiz*

Fuente: Johnson, M. Moorhead, S. Bulechek, G. Butcher, H [et al]. Vínculos de NOC y NIC a NANDA-I y diagnósticos médicos. 3ª Edición. Barcelona: Elsevier; 2012.

## ANEXO 10. TABLA 9.
**Tabla 9.** Rangos de temperatura y localización.

| EDAD | LOCALIZACIÓN | TIEMPO |
|---|---|---|
| <2 años | Recto (1ª elección) | 2 minutos (*) |
| | Axila (screening) | 4 minutos (*) |
| 2-5 Años | Recto (1ª elección) | 2 minutos (*) |
| | Timpánico (2ª elección) | 4 minutos (*) |
| | Axila (3ª elección) | |
| > 5 Años | Oral (1ª elección) | 2 minutos (*) |
| | Timpánico (2a elección) | 4 minutos (*) |
| | Axilar (3a elección) | |

* Tipo de termómetro: digital o infrarrojos.

Fuente: García Puga, J. M. Proceso fiebre en la infancia: Proceso asistencial integrado. 2º Edición. Sevilla: Junta de Andalucía, Consejería de Salud. 2009.

EDITOR: *Diego Molina Ruiz*

## ANEXO 11. TABLA 10.
**Tabla 10.** Lugares para la toma de temperatura y variación.

| RANGOS DE TEMPERATURA | |
|---|---|
| RECTAL | 36.6-38º C |
| TIMPANICA | 35.8-38º C |
| ORAL | 35.5-37,5º C |
| AXILAR | 34.7-37.3º C |

Fuente: García Puga, J. M. Proceso fiebre en la infancia: Proceso asistencial integrado. 2º Edición. Sevilla: Junta de Andalucía, Consejería de Salud. 2009.

EDITOR: *Diego Molina Ruiz*

## ANEXO 12. TABLA 11.
**Tabla 11.** Rangos de temperatura en hipotermia.

| INTENSIDAD | TEMPERATURA CORPORAL |
|---|---|
| Leve | 35-32.2° C |
| Moderada | <32.2-28° C |
| Intensa | <28° C |

Fuente: Danzl, D. F. Cap. 19. Hipotermia y congelación. D. L. Longo. Vol. I. Harrison Principios de la medicina interna. McGraw-Hill. 18 ed. México: McGraw-Hill Interamericana editores, S. A. 2012. pp 165-170.

EDITOR: *Diego Molina Ruiz*

## SOBRE EL EDITOR

***DIEGO MOLINA RUIZ,*** Puertollano (Ciudad Real), 15 de Febrero de 1959.

**Formación académica**

Licenciado en Enfermería. Universidad Hogeschool Zeeland (Holanda) 2002. Especialista en Enfermería Médico-Quirúrgica. Master en Ciencias de la Enfermería. Universidad de Huelva. Diploma de Estudios Avanzados en Medicina Preventiva y Salud Pública, Universidad de Huelva.

**Lugar de trabajo**

Enfermero Comunitario UGC Gibraleón del Distrito Sanitario Huelva Costa Condado Campiña.

Profesor asociado Departamento de Enfermería, Universidad de Huelva.

**Experiencia previa**

Autor y Editor de editorial especializada CC SS. Enfo Ediciones, FUDEN, Madrid.

Como docente ha impartido los Módulos 6 sobre Técnicas de Resonancia Magnética y 7 sobre Técnicas de asistencia en Exploraciones Ecográficas del Curso de Formación Profesional Ocupacional "Técnico en Radiodiagnóstico" con Expediente 98/2005/J/221 y Nº 21 – 15, de la Consejería de Empleo de la Junta de Andalucía, con un total de 250 horas docentes.

Desde 2006 desarrolla labor docente como profesor asociado en la Universidad de Huelva.

EDITOR: *Diego Molina Ruiz*

**Experiencia investigadora**

- **Líneas de investigación:** Salud Laboral, Atención Primaria, Preanalítica, Salud Mental.

- **Participación en proyectos de investigación**
  - Investigador colaborador en el proyecto FIS 12/ 1099.
  - En la actualidad participa en un proyecto de investigación en salud FIS.

- **Participación en proyectos editoriales**

  Más de 40 artículos publicados en revistas de enfermería y biomédicas, nacionales e internacionales. Más de 65 capítulos de libros y más de 60 libros como autor y editor.

**Otros méritos**

Miembro del Comité de Ética Asistencial de Huelva.

# SOBRE LOS AUTORES

***JUAN MANUEL RODRIGUEZ FUENTES***, Huelva 08 de Septiembre de 1992.

**Formación académica**

Graduado en Enfermería. Universidad de Huelva (2015). Máster en Integración en Cuidados y Resolución de Problemas Clínicos en Enfermería. Universidad de Alcalá de Henares (2016).

**Lugar de trabajo**

Enfermero en terapias respiratorias y ventilación mecánica invasiva, no invasiva y terapias de sueño, en CONTSE Huelva.

**Experiencia previa**

Monitor en las Jornadas Masivas de RCP Básica. Ayudante en Taller sobre el uso del D.E.S.A. Participación en el comité de bienvenida en el Congreso Internacional 'La Mediación Intercultural en la Atención en Salud. Encuentro Internacional sobre Modelos, Investigaciones y Experiencias'. Profesor de soporte vital básico y desfibrilador semiautomático en cursos de socorrismo.

**Publicaciones**

Experiencia como coautor del libro 1 *Heridas Agudas*, de la colección *Notas sobre el cuidado Heridas*. Editado por Molina Moreno Editores. Con ISBN-10: 1534657053, en primera edición de 13/06/2016.

Coordinador y coautor del libro 5 *Heridas Crónicas*, de la colección *Notas sobre el cuidado Heridas*. Editado por Molina Moreno Editores. Con ISBN-10: 1535201339, en primera edición de 08/07/2016.

---

*LORENA GONZÁLEZ DA COSTA* (HUELVA, 1991)

**Formación académica**

Graduada en Enfermería por la Universidad de Huelva (2015) y Técnico Superior en Laboratorio de diagnóstico clínico (2011), cuenta además con un máster en Integración en cuidados y resolución de problemas clínicos en enfermería por la Universidad de Alcalá de Henares (2016).

**Lugar de trabajo**

En la actualidad ejerce como enfermera en el Servicio de Medicina Interna del Hospital Universitario Príncipe de Asturias de Alcalá de Henares.

**Experiencia previa**

Enfermera en el Servicio de Radiodiagnóstico del Hospital Universitario Príncipe de Asturias de Alcalá de Henares, así como en el Servicio de Medicina Interna del Complejo Hospitalario Torrecárdenas y en el Centro de atención primaria de Cuevas del Almanzora, estos últimos situados en la provincia de Almería.

## TÍTULOS DE LA COLECCIÓN
*Notas sobre las 14 Necesidades de Virginia Henderson* (14 Libros)
Libro 1: **RESPIRACIÓN.** Necesidad de Respiración. Vol. 1
Libro 2: **ALIMENTACIÓN.** Necesidad de Alimentación. Vol. 2
Libro 3: **ELIMINACIÓN.** Necesidad de Eliminación. Vol. 3
Libro 4: **MOVIMIENTO.** Necesidad de Movimiento. Vol. 4
Libro 5: **SUEÑO Y DESCANSO.** Necesidad de Sueño y Descanso. Vol. 5
Libro 6: **ARREGLO PERSONAL.** Necesidad de Arreglo Personal. Vol. 6
Libro 7: **TEMPERATURA.** Necesidad de Temperatura. Vol. 7
Libro 8: **HIGIENE.** Necesidad de Higiene. Vol. 8
Libro 9: **SEGURIDAD.** Necesidad de Seguridad. Vol. 9
Libro 10: **COMUNICACIÓN.** Necesidad de Comunicación. Vol. 10
Libro 11: **CREENCIAS.** Necesidad de Creencias. Vol. 11
Libro 12: **CRECIMIENTO PERSONAL.** Necesidad de Crecimiento Personal. Vol. 12
Libro 13: **ENTRETENIMIENTO.** Necesidad de Entretenimiento. Vol. 13
Libro 14: **APRENDIZAJE.** Necesidad de Aprendizaje. Vol. 14

EDITOR: *Diego Molina Ruiz*

***Diego Molina Ruiz*** es ante todo un estudioso de los temas Socio-Sanitarios de actualidad. Autor y editor de diversos libros científico-técnicos relacionados con la salud y el medio ambiente.

En la actualidad trabaja para el Servicio Andaluz de Salud y como profesor de la Universidad de Huelva, donde participa como investigador de proyectos del Fondo de Investigaciones Sanitarias (FIS).

## *Nota del Editor:*

Para poder atender cualquier consulta relacionada con el presente libro o bien con la colección a la que pertenece, quedo en todo momento a disposición de todos los lectores en la siguiente dirección de correo electrónico:

molina.moreno.editores@gmail.com

Edición impresa en papel y ebook disponible en:

www.amazon.com y www.amazon.es

EDITOR: *Diego Molina Ruiz*

Copyright © 2017 Diego Molina Ruiz (Editor)

Edita: sapientiaEd  diegomolinaruiz@gmail.com

Coordinadora Editorial: Alba Flores Reyes

Diseño de portada: Diego Molina Ruiz

Imagen de portada: María López Zapata

Título del Libro: Necesidad de Temperatura

Libro número 7

Serie: Notas sobre las 14 Necesidades de Virginia Henderson

Primera edición: 22/08/2017

Nº de páginas: 111

Autor: Juan Manuel Rodríguez Fuentes

Autora: Lorena González da Costa

All rights reserved / Todos los derechos reservados

ISBN-10: 1975891929
ISBN-13: 978-1975891923

Edición impresa en papel y ebook disponible en:
www.amazon.com y www.amazon.es

Todos los derechos reservados. Este libro o cualquiera de sus partes no podrán ser reproducidos ni archivados en sistemas recuperables, ni transmitidos en ninguna forma o por ningún medio, ya sean mecánicos o electrónicos, fotocopiadoras, grabaciones o cualquier otro sin el permiso previo de los titulares del Copyright. Las imágenes han sido cedidas por los autores y se prohíbe la reproducción total o parcial de las mismas.

www.ingramcontent.com/pod-product-compliance
Lightning Source LLC
Chambersburg PA
CBHW070304230526
45470CB00002B/718